TRAITÉ
DE
MÉDECINE PRATIQUE

ATLAS
DE PLESSIMÉTRISME

OUVRAGE INDISPENSABLE

Pour apprendre soi-même le Plessimétrisme,

CONTENANT, EN 42 PLANCHES, PLUS DE 200 FIGURES SUR BOIS;

SUIVI

D'un Dictionnaire des termes de la nomenclature employés dans le texte de l'Atlas, et d'une Table par ordre de matières destinée à faciliter l'étude.

PAR

P. A. PIORRY,

PROFESSEUR DE CLINIQUE MÉDICALE A LA FACULTÉ DE MÉDECINE DE PARIS,
CHEVALIER DE LA LÉGION D'HONNEUR,
MÉDECIN DE L'HOPITAL DE LA CHARITÉ, MEMBRE DE L'ACADÉMIE NATIONALE DE MÉDECINE,
DES SOCIÉTÉS MÉDICALES DE TOURS, DE BOULOGNE, DE GOETTTINGUE,
DE L'ACADÉMIE ROYALE DE MÉDECINE DE MADRID,
DE LA SOCIÉTÉ MÉDICALE DE SUÈDE, D'ATHÈNES,
DE LA SOCIÉTÉ ROYALE ET IMPÉRIALE DES MÉDECINS DE VIENNE,
MEMBRE HONORAIRE DE L'UNIVERSITÉ DE KHARKOFF, ETC.

A PARIS,
CHEZ J. B. BAILLIÈRE,
LIBRAIRE DE L'ACADÉMIE NATIONALE DE MÉDECINE, RUE HAUTEFEUILLE, 19.
A Londres, chez H. Baillière, 219, Regent-Street.
A NEW-YORK, CHEZ H. BAILLIÈRE, 290, BROADWAY.

1851

AVANT-PROPOS.

12531. (1) L'atlas qui va suivre est le complément indispensable du Traité de Médecine pratique et de mes ouvrages sur le plessimétrisme et sur la diagnose. Ce n'est pas là un manuel, et je me donnerais garde d'en faire un. En général, les manuels en médecine sont de mauvais livres. La mémoire retient déjà bien peu dans les ouvrages où les faits sont présentés avec détail, et un esprit sévère ne peut se contenter des souvenirs confus qui naissent des documents incomplets dont ces maigres compilations sont composées. La Faculté de Paris est en général tellement convaincue de ce fait, que dans les examens et dans les concours les membres des jurys évitent de poser les questions comme elles le sont dans les manuels de pathologie. Aussi l'élève qui se borne à l'étude de livres abrégés doit infiniment redouter les jours des épreuves ou de l'examen.

12532. Le plessimétrisme joue un rôle de premier ordre dans la

(1) Ces numéros sont la suite de ceux du *Traité de Médecine pratique*. — Voyez le dernier paragraphe du tome VIII.

diagnose, et il donne souvent la mesure des effets que le traitement exerce sur les lésions des organes ; mais il n'est utile qu'à la condition que celui qui s'y livre possède des connaissances préalables d'anatomie (soit nomale, soit anomale), de pathologie et de clinique. Tel qui est dépourvu de ces connaissances ne tirera de la percussion que fort peu de parti, ou même sera souvent exposé à se méprendre sur les résultats qu'il obtiendra. Je ne puis donc assez engager les élèves à s'instruire avant tout anatomiquement et cliniquement.

12533. La théorie du plessimétrisme est on ne peut pas plus simple. Il semble même puéril de dire : *que les organes doivent chacun donner lieu à des sons et à des sensations tactiles en rapport avec leur structure*. Qui ne sait que chaque métal, chaque fragment de bois résonne différemment, suivant sa densité et suivant aussi l'arrangement de ses molécules? N'est-ce pas d'après ce fait que tout d'abord on reconnaît qu'une pièce de monnaie est de cuivre, de plomb, de fer, ou d'argent? Est-il possible que les os, les cartilages, les muscles, la face, les poumons, etc., dont la trame est si différente, et dont la surface est rendue solide par un plessimètre, ne donnent pas des sensations acoustiques et tactiles variées? La moindre expérimentation suffirait pour résoudre affirmativement la question. A coup sûr, avec de l'habitude et de l'habileté, on arriverait à saisir des nuances de sons et de sensations en rapport avec le toucher bien plus nombreuses que celles qui sont actuellement connues. Loin qu'il y ait eu de l'exagération dans l'exposition des résultats que j'ai obtenus, je suis le plus souvent resté au-dessous de la vérité ; il n'est pas un seul organe, exploré plessimétriquement par moi, qui ne se prêterait à des recherches nouvelles de ce genre, recherches suivies de résultats utiles.

12534. D'où venait donc, contre le plessimétrisme, ces préventions, ces allégations qui en ont si longtemps retardé le progrès et la marche? Tout simplement de ce que l'on ne savait pas le pratiquer et que l'on cachait son peu d'habileté à se servir du plessimètre, en ayant exclusivement recours (ainsi que je l'avais fait tout d'abord (n° 647)) au doigt comme moyen de médiation. Actuellement que raison est restée aux faits et à l'utilité pratique, il faut convenir : que le plessimétrisme est difficile; que la plaque de percussion est un instrument de musique qui, comme tout autre, exige de l'étude et de la dextérité; que Listz et Paganini ont passé bien du temps avant d'acquérir du talent, l'un sur le piano, l'autre sur le violon, et qu'il est incroyable de voir *certaines gens, qui ne savent même pas tenir un plessimètre, se constituer juges soit des faits de percussion, soit des observateurs qui recueillent ces mêmes faits.*

12535. Le temps plus ou moins long qu'exige t l'étude et le manuel de la percussion médiate ne doit pas être regretté; car une infinité de faits pratiques et d'indications thérapiques ressortent évidemment des recherches plessimétriques les plus difficiles et les plus délicates; exemples : l'appréciation du volume et des formes soit de la vésicule du fiel et de la rate, soit des reins, de la colonne vertébrale, etc. MM. les docteurs Chérest, Charruau, Bussière, Despaulx Ader, membres d'une commission nommée par la Société de Médecine du 1er arrondissement, à l'effet de constater l'influence exercée par le sel marin sur les fièvres d'accès et sur la rate, ne constataient qu'avec difficulté des résultats qui, pour moi, étaient de prime abord appréciables. Or, ces messieurs, se livrant pendant un mois à de laborieuses et patientes recherches, finirent par trouver toujours les mêmes limites que moi aux organes, et par acquérir une très-grande habitude du plessimétrisme, qu'ils ne manquent pas actuellement d'utiliser dans leur pratique. Si de tels exemples étaient suivis par un grand nombre de médecins, tout porte à croire que la plupart des doctrines que je professe seraient généralement admises; car, je ne crains pas de l'affirmer, elles sont l'expression logique, les conséquences absolues de faits incontestables vus et revus cent fois, et cela dans un esprit exempt d'opinions préconçues! La génération médicale qui actuellement étudie n'a d'autre intérêt que celui de la vérité. C'est à elle de s'instruire organiquement et de s'exercer au plessimétrisme. Versée dans l'étude des sciences naturelles et des lettres, n'ayant pas de mauvais livres à défendre, elle doit comprendre qu'il faut donner aux choses des noms qui les désignent nettement et que les racines grecques sont les seuls éléments propres à former des termes euphoniques et scientifiques. Le jour où les médecins lettrés seront aptes à reconnaître par le plessimétrisme et par les autres moyens de diagnose les divers états anatomiques; ce jour-là, dis-je, ils renonceront à admettre l'idée abstraite de l'individualité maladie, et ils étudieront avec un soin extrême : 1° les lésions multiples d'organes existant chez un malade; 2° les causes matérielles toxiques ou virulentes de ces lésions et leurs effets directs; 3° les causes secondaires et les effets coïncidents; 4° les relations appréciables manifestées entre les phénomènes primitifs et les accidents consécutifs; ils feront enfin de l'*organopathisme* et non pas du *nosologisme*.

12536. L'habitude et l'adresse sont tellement indispensables en plessimétrisme, que le doigt indicateur droit dont je me sers principalement pour percuter, ne peut être pour moi remplacé, au moins momentanément, par le médius ou par l'annulaire. A deux reprises, cette année, et par des causes traumatiques différentes, l'indicateur de ma main droite s'est enflammé et est devenu tellement douloureux que je ne pouvais m'en servir pour percuter; or, je n'ai pu obtenir avec les autres doigts les résultats délicats qu'il m'est ordinairement très-facile de saisir avec l'indicateur. Ma main gauche est elle-même bien inférieure, comme instrument de percussion, à la droite. De là vient *ce précepte qui me paraît devoir être constamment suivi : de s'exercer au plessimétrisme, non pas seulement avec une main ou un doigt, mais encore avec l'autre main ou les autres doigts*. Lorsqu'en effet on a acquis l'habitude nécessaire, s'il arrive accidentellement que l'une de ces parties ne puisse être employée, on a encore à sa disposition des organes capables d'exécuter convenablement les investigations plessimétriques. De plus, l'inconvénient de trouver de la matité dans la poitrine du côté correspondant à celui sur lequel on frappe, diminue sensiblement alors que l'on a le soin de percuter successivement et alternativement avec les deux mains, de chaque côté du thorax (Procédé opératoire de la percussion, n°s 71, 75) (1). Je ne comprendrais pas comment ces faits m'ont échappé depuis vingt-quatre ans que je m'occupe de plessimétrisme, si je ne savais par expérience que, dans les sciences, l'on devine peu; que l'on dépasse même rarement par analogie les faits observés, et que l'on ne trouve guère de procédés utiles et de règles fixes qu'au moment où l'observation les fait découvrir.

12537. Je me demande encore pourquoi, lorsqu'il s'agit de percussion, l'indicateur droit m'est indispensable? Certes, ce n'est pas la sensibilité qui manque aux autres doigts; ce n'est pas que le choc imprimé par la main et par le poignet soit différent dans les deux cas; certes, mon habitude du plessimétrisme et mes impressions psychencéphaliques restent, dans ces deux circonstances, exactement les mêmes; d'où vient donc cette différence si tranchée entre l'aptitude aux recherches plessimétriques du doigt indicateur droit, d'une part, et du médius, de l'annulaire ou de la main gauche de l'autre?... Sans doute de ce qu'il y a eu, dans le doigt indicateur, une modification organique déterminée par l'habitude et

(1) Toutes les fois que l'on percute la poitrine en arrière, le poumon du côté correspondant à celui vers lequel on est placé, paraît plus mat que l'autre. Ceci est dû à ce que, dans la direction du choc, se trouve alors le corps des vertèbres. Quand on plessimétrise sur l'angle des côtes, même après avoir enlevé le poumon, on y trouve de la dureté au doigt et de la matité. J'ai maintes fois constaté ce fait : de là, la possibilité d'erreurs graves sur les malades ; pour les éviter, il faut percuter perpendiculairement à la surface des côtes, et cela soit en dedans, soit en dehors de leurs tubérosités.

par l'éducation, modification qui n'a pas eu lieu dans toute autre partie. Cette réflexion se prêterait à des rapprochements analogiques, à des considérations anatomophysiologiques et psychologiques, dans lesquelles je me garderai bien d'entrer ici.

12538. Les gravures sur bois qui ont servi à imprimer les figures dont cet atlas est composé, ont été exécutées, d'après mes dessins, sous la direction d'un de mes bons élèves, M. Judée, qui réunit au plus grand zèle un talent artistique remarquable. Malgré tous nos soins, peut-être s'y trouvera-t-il encore quelques incorrections; mais il est difficile de mieux faire, et je crois qu'il eût été à peu près impossible à d'autres de tracer des figures plessimétriques aussi exactes des organes. Il faut avoir beaucoup expérimenté comme percussion pour être arrivé aux résultats que nous indiquons. Du reste, tels qu'ils sont, ces dessins suffisent pour que le lecteur se fasse une idée des caractères de sonorité et de sensations tactiles donnés par les principales lésions anatomiques dont les organes sont susceptibles, lésions qui, en très-grand nombre, sont représentées dans mon Atlas. Les figures dont il s'agit, et surtout celles qui ont rapport aux lignes qu'il faut suivre pour bien percuter (pl. III, IV, V, VI, etc.), permettront d'apprendre soi-même le plessimétrisme. Il suffit, pour le faire, d'expérimenter beaucoup, d'étudier avec soin et de mettre à exécution les principes du procédé opératoire de la percussion (n° 645 du Traité de Médecine pratique). Il faut encore se ressouvenir que tantôt on doit tenir le plessimètre superficiellement placé, et tantôt profondément appliqué, et qu'il est même parfois utile de déprimer les parties molles (n° 658); que, dans certains cas, le choc doit être fort, et ailleurs médiocre, faible, ou même pratiqué en effleurant (n° 659); que parfois il convient de percuter successivement et de toutes ces façons sur la même surface; que le point capital est de tenir le plessimètre invariablement fixé et de l'identifier en quelque sorte avec les parties sousjacentes (n° 658), etc., etc.

12539. *Cet atlas est, en définitive, destiné à vulgariser com-*

plétement le plessimétrisme et à le rendre exécutable à tous. Puisse ce but être rempli, et puisse ma conviction sur l'indispensabilité de cette méthode d'investigation entrer dans l'esprit de tous mes confrères !

12540. En rapprochant les figures que je publie du paragraphe du Traité de Médecine pratique qui s'y rapporte, on aura un traité de plessimétrisme complet, et l'on possédera des moyens de premier ordre pour acquérir des notions utiles sur les faits d'anatomie pathologique les plus applicables à la pratique (1).

12541. La table générale du Traité de Médecine pratique devait être jointe à cet Atlas. Des difficultés qui ont tenu à son exécution par la personne qui avait bien voulu s'en charger, m'ont mis dans l'impossibilité de la publier. Certes, elle aurait présenté de l'utilité, et c'est un regret pour moi de ne pas pouvoir la faire paraître. Cette table aurait facilité la lecture du Traité de Pathologie iatrique, et l'intelligence de l'onomapathologisme. D'une part, en effet, les anciens mots, et de l'autre les appellations nouvelles y auraient été indiqués, et cela de telle sorte que les premiers eussent été en rapport avec les secondes. Je ne dis pas : eussent été traduites par les secondes, car, presque toujours, les expressions qui ont leur source dans la nomenclature organopathologique désignent des états morbides précis, définis, et qui ne peuvent être rendus par des mots anciennement admis ; ceux-ci ont constamment servi à spécifier des *maladies*, c'est-à-dire des collections et des successions de symptômes multiples et susceptibles des plus grandes variations ; ils ne peuvent donc nettement exprimer les termes de la nomenclature qui signifient des lésions déterminées. — La Table et le Dictionnaire de cet Atlas remplaceront, jusqu'à un certain point, la table générale du Traité de Médecine pratique.

12542. Depuis la publication du Traité de Médecine pratique,

(1) On consultera aussi avec fruit le Traité pratique de Percussion de M. Mailliot.

qui a eu lieu dans les dix années qui viennent de s'écouler (de 1840 à 1850), je n'ai pas trouvé qu'il y eût à modifier ce que j'ai alors écrit. Sans doute j'aurais quelques additions à y faire; car la science ne reste pas stationnaire; mais, en général, ces additions se rapporteraient peu à la pratique. Après avoir relu le premier volume des monographies (maladies de l'angiême, c'est-à-dire du cœur et des vaisseaux), je ne crois même pas, si j'avais à le réimprimer, devoir en retrancher un paragraphe. Je n'ai donc jamais exagéré, alors que je parlais des résultats du plessimétrisme, et mon seul but dans mes travaux sur ce moyen de diagnose a été de me livrer à des recherches utiles et dont les résultats fussent positifs.

12543. Les faits principaux que j'aurais à ajouter à mon grand ouvrage seraient les suivants :

12544. 1° L'influence du sel marin sur la rate et sur les fièvres d'accès, influence analogue à celle qu'exerce la quinine soluble sur l'organe splénique et sur les accès fébriles périodiques. A la dose de 10 à 30 grammes dissous dans 30 ou 150 grammes de bouillon, le chlorure de sodium, porté dans l'estomac ou dans le rectum, détermine presque tout d'abord dans le volume de la rate, même à l'état nomal, une diminution considérable. Presque aussitôt après l'administration de ce médicament et tant que la texture splénique n'est pas profondément altérée, un semblable retrait a lieu, et bientôt les accès fébriles diminuent de violence, retardent ou se dissipent. M. Scelle Montdézert a le premier constaté la disparition de ces accès à la suite de l'emploi du sel marin, et j'ai trouvé dans des observations et des expérimentations multipliées et fort longtemps suivies la démonstration de l'action exercée sur la rate et sur les pyrexies périodiques par le chlorure de sodium. (Voyez sur ce sujet le Bulletin de l'Académie nationale de Médecine.)

12545. 2° Les résultats de nombreuses recherches plessimétriques d'après lesquelles il me paraît évident que la rate nomale présente moins de sept centimètres dans la direction d'une ligne verticale qui, partant du milieu de l'aisselle, tombe sur le rebord de l'os iliaque (n° 8750). En effet, sous l'influence du sel marin, cet organe se trouve réduit à six centimètres, et il se maintient d'une manière indéfinie à cette dernière dimension. Ajoutez à l'appui de ce fait : que certaines rates, présentant sept centimètres et demi, offrant d'ailleurs de la dureté à la percussion et par conséquent étant assez épaisses, donnent lieu à de petits frissons périodiques et à de légères sueurs qui disparaissent complétement alors que, sous l'influence du sel marin, l'organe splénique est réduit à la dimension de six centimètres et demi.

12546. 3° Des travaux récents de M. Bernard et de quelques autres sur la présence du sucre et de l'albumine dans l'urine et sur certaines affections du foie et du pancréas mériteraient aussi d'être signalées. Je renvoie aux travaux de M. Bernard pour remplir les lacunes que mon ouvrage présente sur ce sujet (n°s 8204, 8312, 8317, 8325, etc.).

12547. 4° Les résultats avantageux de l'iode et de la teinture d'iode que j'ai récemment obtenus dans la curation de la phymopneumonie (1), et des autres affections de cause tuberculeuse, sont surtout dignes d'attention. Ces résultats confirment pleinement les conséquences pratiques des faits que j'avais publiés précédemment (Articles : pneumophymie, n° 7179 ; phymémie, n° 4603 ; rachisophymie, n°s 12503, 12508). J'ai été conduit par une suite de considérations et d'inductions physipathologiques (n°s 4297, 4729, etc., etc.) à employer dans les affections dont il s'agit : d'abord la vapeur de teinture d'iode, puis plus tard celle de l'iode lui-même, que M. Chartroule, mon ancien élève, qui ne m'a jamais dit avoir pensé auparavant à donner de l'iode en vapeur, me proposa d'y substituer, alors qu'il suivait ma clinique. Ces

(1) Si l'on veut enfin renoncer à désigner la phlegmasie du poumon par le mot pneumonie, et le remplacer par celui bien plus convenable de pneumonite, le terme phymopneumonie, alors qu'il s'agit de désigner les tuberculés donnant lieu à une affection morbide des poumons, me paraît préférable à celui de pneumophymie.

vapeurs étaient dirigées, au moyen de l'inspiration, dans les voies de l'air. Cottereau employait, il y a quelques années, les inspirations de chlore. M. Chevalier père avait lui-même proposé celles d'iode ; mais aucun travail sérieux, aucune recherche expérimentale suivie n'avaient été, à ma connaissance, publiés sur ce sujet avant mes recherches, dont voici du reste l'historique succinct (1).

12548. Vers le mois de mars 1850, une femme occupant un des lits de la salle Sainte-Geneviève, à la Pitié, portait au cou des tumeurs et des ulcérations dites scrophuleuses. A la face existait aussi une fistule cutanée ; j'enlevai avec des ciseaux courbes sur le plat, comme je l'avais fait maintes fois, la peau dénudée et amincie qui seule s'opposait au recollement des parois de l'ulcération. La curation s'opérait, mais plus lentement que dans un grand nombre d'autres faits de ce genre par moi observés précédemment (n° 11304). J'eus recours aux applications de teinture d'iode, étendue de deux tiers d'eau, et imbibant de la charpie placée sur la plaie. Le surlendemain celle-ci était cicatrisée. Des topiques semblables furent placés sur les engorgements cervicaux, et le même liquide fut injecté dans des fistules dermo-ganglionnaires au cou ; la guérison fut aussi complète que rapide (*ceci a été fait avant que j'eusse entendu parler des injections de teinture d'iode dans les abcès*).

12549. La même femme présentait au sommet du poumon gauche, et cela dans une vaste étendue, de la matité avec résistance au doigt, et des ronchus larges ; elle expectorait des crachats puriformes. Il était très-naturel d'avoir recours, comme je le fis, 1° à l'iodure de potassium pris intérieurement ; 2° à des frictions sur la partie malade avec la teinture d'iode étendue d'un tiers d'eau ; 3° à l'inspiration de la vapeur d'iode réitérée un grand nombre de fois par jour.

(1) Je viens d'apprendre de mon ancien élève et ami, M. le docteur Pirard, que depuis plus de dix ans il a fait des expérimentations nombreuses sur l'emploi des inspirations d'iode, de créosote, et de diverses autres substances, dans la curation de diverses affections des voies aériennes.

12550. Un succès inespéré fut le résultat apparent de cette médication ; la matité se dissipa, les symptômes généraux se calmèrent ; cette femme sortit de l'hôpital et paraissait être guérie. Actuellement (mars 1851) elle est entrée dans la salle Sainte-Anne, à la Charité, présentant de nouveau de la matité au sommet du poumon gauche et étant parfois atteinte de pneumorrhagies à la suite desquelles la sonorité et l'élasticité pulmonaires reparaissent à un certain degré sur le point où existe le mal. Ce fut à l'occasion de cette femme que j'eus recours sur plusieurs autres pneumophymiques à l'inspiration de teinture d'iode, avec laquelle MM. Chartroule et Chevalier fils firent confectionner des cigarettes que nous faisions fumer aux malades, cigarettes que l'on abandonna bientôt, et j'en revins alors aux simples inspirations de teinture d'iode et de vapeurs iodées.

12551. Des résultats remarquables, des améliorations inespérées, quelques guérisons même, furent obtenus à la Pitié ou dans ma pratique particulière. Tels sont, par exemple, ceux qui se rapportent aux faits suivants :

12552. 1° Un horloger âgé de soixante ans présentait de vastes cavernes à gauche, au niveau de l'angle inférieur de l'omoplate ; elles étaient entourées d'un tissu dur. Cet homme crachait des quantités considérables de pus, et ce fut une chose bien remarquable que de voir, à quarante-huit heures de distance et sous l'influence de la vapeur d'iode, diminuer d'une manière graduée et successive l'espace occupé par la matité et de façon à ce qu'en moins de deux mois ce malade, très-amaigri, hypêmique au suprême degré (n° 3825), revint complétement à la santé.

12553. 2° Une jeune demoiselle de Melun, traitée par l'honorable docteur Fantin, médecin de cette ville, et par moi, présentait au sommet du poumon droit des indurations et des cavernes pneumophymiques très-manifestes. Elle était hypêmique (n° 3825) et hydrêmique et expectorait des crachats puriformes. Les menstrues avaient cessé. Sous l'influence des vapeurs d'iode, de l'iodure de potassium administré à l'intérieur, d'un régime réparateur et de bons soins hygiéniques, cette demoiselle s'est rétablie à ce point qu'il reste à peine un peu de matité au sommet du poumon droit, et que les évacuations périodiques sont reparues et s'accomplissent d'une manière régulière.

12554. 3° Dans l'hiver de 1849, une dame de la Guadeloupe avait éprouvé d'énormes pneumorrhagies; elle portait au sommet du poumon gauche et dans un très-large espace une induration et des cavernes. Elle expectorait abondamment des matières puriformes et éprouvait au plus haut degré tous les symptômes de la phymémie et de la pyémie chroniques (fièvre hectique) (n° 4514). En quelques mois, cette dame, sous l'influence de l'iodure de potassium, se rétablit si bien qu'il ne reste aujourd'hui (février 1851) d'autres traces de sa terrible lésion qu'un peu de matité et du souffle bronchique, et cela sur le lieu où avaient existé les larges excavations.

12555. 4° Un ouvrier bottier entré il y a seize mois à l'hôpital de la Pitié, pour une splénopathie dont l'alcoolé de quinine le rétablit promptement, était en même temps atteint de vastes indurations et d'excavations pulmonaires à droite et en haut. Le malade expectorait des matières pyoïdes et nummulaires. Un amaigrissement considérable avait lieu, et les autres symptômes de la phymémie chronique (n° 4590) se dessinaient d'une manière évidente. Sous l'influence continuée de l'iodure de potassium et plus tard des vapeurs d'iode, cet homme, un an après, ne présentait plus, lors de mon examen, aucune trace de ces accidents.

12556. 5° Je viens de voir encore une dame habitant Plaisance, près Paris, chez laquelle, sous l'influence des préparations iodées, se sont dissipés les signes matériels et les symptômes d'une induration tuberculeuse existant au sommet du poumon droit.

12557. Depuis le 1er janvier 1851, mes devoirs de professeur de clinique médicale à la Charité exigent que j'examine avec un soin extrême les malades de mon service; or, j'avais, chez quatre phymopneumoniques, nettement circonscrit par des lignes noires des indurations présumées tuberculeuses existant au-dessous des clavicules. Ces malades furent soumis à un traitement complet par l'iode (inspirations de vapeurs d'iode, frictions avec la teinture d'iode, iodure de potassium à l'intérieur); en huit jours, chez deux d'entre eux, les symptômes locaux et généraux se dissipèrent, et il ne resta plus que les caractères du catarrhe chronique des auteurs, avec expectoration de mucosités transparentes. Chez les deux autres, la matité a disparu dans l'étendue d'un centimètre à la circonférence des points indurés, et il y a eu une amélioration des plus marquées dans les troubles fonctionnels (1).

12558. Je pourrais joindre à ces faits un assez grand nombre d'autres cas du même genre recueillis soit dans mon service à la Pitié, soit en ville, mais ils manqueraient de détails nécessaires; il est très-difficile et tout à fait fastidieux de recueillir et de suivre des observations dans des affections aussi chroniques que l'est la phymopneumonie. Presque toujours les notes recueillies dans de tels cas s'égarent et se perdent avant que l'on arrive à la conclusion du fait; de sorte qu'en général il ne reste que le souvenir des principaux résultats obtenus. Or, des souvenirs de ce genre me permettent d'affirmer que, sur un assez grand nombre d'autres phymopneumoniques, j'ai obtenu sur les uns de l'amélioration, sur les autres une apparente guérison des accidents locaux qu'ils présentaient; tel a été un cas vu en consultation avec M. Chartroule, telles sont plusieurs personnes auxquelles j'ai remis des mémoires à consulter pour les cas de phymopneumonie évidente, telle est encore une jeune femme que je vis il y a huit mois dans un état voisin de la mort, et cela par suite de très-vastes cavernes existant

(1) Ces faits, et beaucoup d'autres du même genre, prouvent combien il est utile de circonscrire exactement, par le dessin (plessimétrique ou autre), les organes malades, et cela à l'effet d'apprécier les influences thérapiques des divers moyens employés; c'est à l'organographisme qu'il appartient de fonder la thérapeutique sur des bases solides.

dans le poumon gauche. Cette femme fut soumise au traitement par l'iode (vapeurs, iodure de potassium, etc.) ; elle sembla se rétablir, puis cessa l'iode et éprouva deux mois après une rechute qui vient de la faire rentrer dans mon service à la Charité, etc., etc.

12559. Ces faits rapprochés 1° de ceux datant de 1841, et que j'ai publiés en 1842 (Traité de Médecine pratique, article pneumophymie, n°s 7179, 7130, 7181) ; 2° des six autres faits mentionnés dans les n°s 4604, 4605, 4606, 4607, 4608, 4609 du même ouvrage, et qui se rapportent à des individus chez lesquels la guérison ne s'est pas démentie (observ. 4606, 4608, 4609) ; 3° des faits relatifs à la rachisophymie et dans lesquels les résultats de traitement les plus heureux ont été obtenus (n°s 12503, 12504, 12505, 12506, 12511, 12512, 12513, 12514), comme cela a encore eu lieu récemment sur une femme dans mon service à la Charité et sur un malade vu à Plancy, près Méry-sur-Seine, en consultation avec M. le docteur Patenôtre ; tous ces faits, dis-je, conduisent à avoir une très-grande confiance (alors qu'il s'agit de tubercules des poumons ou du rachis) dans l'emploi de l'iode, de l'iodure de potassium et des inspirations de vapeurs d'iode ou de teinture d'iode. Peut-être qu'un jour, encouragé par les intéressantes observations des chirurgiens et par les faits précédents, on osera porter un trois-quart effilé dans les cavernes tuberculeuses et injecter par cette voie de la teinture d'iode suffisamment étendue dans les phymospéies pulmonaires et rachidiennes !

12560. Actuellement que je termine par cet Atlas et par la table qui le suivra le Traité de Médecine pratique, j'éprouve, je l'avoue, une grande satisfaction : c'est de voir que les médecins qui critiquent encore mes doctrines et la nomenclature (qui du reste se répandent de plus en plus) sont précisément ceux qui ont à peine pris connaissance et de mes travaux et de mes écrits. Tout au contraire, les praticiens qui fréquentent ma clinique ne tardent pas à partager plus ou moins ma manière de voir. Pour ma part, je reste fort indulgent et très-tolérant pour les opinions d'autrui ; seulement je prie mes confrères de vouloir bien comparer au lit du malade les théories relatives à la maladie considérée en général avec mes doctrines sur l'utilité de sa décomposition en états organopathiques désignés par des termes précis, significatifs et propres à faire éviter ces disputes de mots qui trop souvent sont prises pour des discussions sur les choses. Je suis convaincu qu'après un examen sévère ils n'hésiteront pas à croire que du côté de l'étude approfondie des états pathologiques est la raison et la vérité pratique. — Maintenant que l'unanimité de mes collègues a bien voulu me confier, à la Charité, l'une des chaires de médecine clinique, tandis que l'autre est si dignement occupée par M. le professeur Bouillaud, maintenant qu'il est infiniment plus commode de se transporter dans cet hôpital que de se rendre à la Pitié, j'espère que tous les doutes sur le positivisme du plessimétrisme et sur l'utilité de l'onomapathologisme seront facilement levés. Il ne s'agit pas ici de leçons à prendre, mais d'une instruction utile à acquérir sur des faits que consciencieusement il est indispensable de connaître.

12561. Une des raisons qui militent le plus en faveur de mes doctrines, c'est que ceux-là même qui proclament le plus la théorie de l'unité morbide l'abandonnent tout d'abord au lit du malade, ne tiennent plus compte de l'existence supposée des maladies : fièvre typhoïde, rhumatisme, ictère, etc., mais que, s'occupant avec le plus de soin qu'ils le peuvent de reconnaître les états anatomiques, ils cherchent à établir sur ces états les indications thérapiques.

12562. L'étude des organes malades, à ma clinique de la Charité, n'est plus en aucune façon celle des maladies considérées comme des unités. Les cinquante lits qui me sont assignés sont divisés en autant de sections qu'il y a d'élèves qui veulent se soumettre à l'appel et être interrogés. Le professeur recherche avec le plus grand soin, soit au moyen des signes matériels, soit par les symptômes, quels sont les états pathologiques existants, leurs causes, leur succession, leur filiation, leur enchaînement, leurs coïncidences. Il écrit et dicte ce qu'il constate, dessine ce qu'il voit, il interroge les élèves sur les indications thérapiques déduites de cet examen sévère. A chaque malade correspond une feuille volante sur laquelle tous les états anatomiques sont indiqués. Chaque jour l'élève doit rendre compte : des changements survenus ; de la diminution, de la cessation, de l'apparition, des états pathologiques anciens ou nouveaux ; il fait connaître les besoins du malheureux qu'il s'agit de soigner ; jamais les mots fièvre typhoïde, goutte, rhumatisme, etc., pas plus que leurs synonymes, ne se trouvent sur ces feuilles ; mais on y rencontre les dénominations souvent assez nombreuses de chaque état organopathique constaté, et si l'on jette un coup d'œil d'ensemble sur ces souffrances, ainsi étudiées partiellement, on voit qu'il est impossible, dans presque tous les cas, de les considérer comme des unités susceptibles d'être classées dans un cadre pathologique quelconque ; en un mot, c'est un homme malade que l'on voit, que l'on étudie, que l'on analyse au moyen des investigations anatomiques, diagnosiques et physiologiques, c'est un homme chez lequel on recherche les causes du mal, leurs effets et les moyens d'y remédier, ce n'est plus enfin un être abstrait, dit : maladie, tant bien que mal déterminé, simple ou compliqué, contre lequel on s'ingénie, d'ailleurs fort inutilement, à trouver un remède spécial.

12563. Loin que je trouve à retrancher quelque chose des opinions formulées de 1834 à 1850 dans mes traités de Diagnostic et de Médecine pratique, je ne vois dans les faits recueillis depuis cette époque que des raisons de persister dans les doctrines organiques que j'ai défendues et qui sont en définitive les conséquences et en quelque sorte la suite des travaux de Vésale, de Morgagni, d'Avenbrugger, de Laennec, de Broussais, et des anatomopathologistes modernes.

ATLAS
DE PLESSIMÉTRISME
ET D'ORGANOGRAPHISME.

PLANCHE Ire.

STHÉTOSCOPE ET PLESTHÉTHOSCOPE.

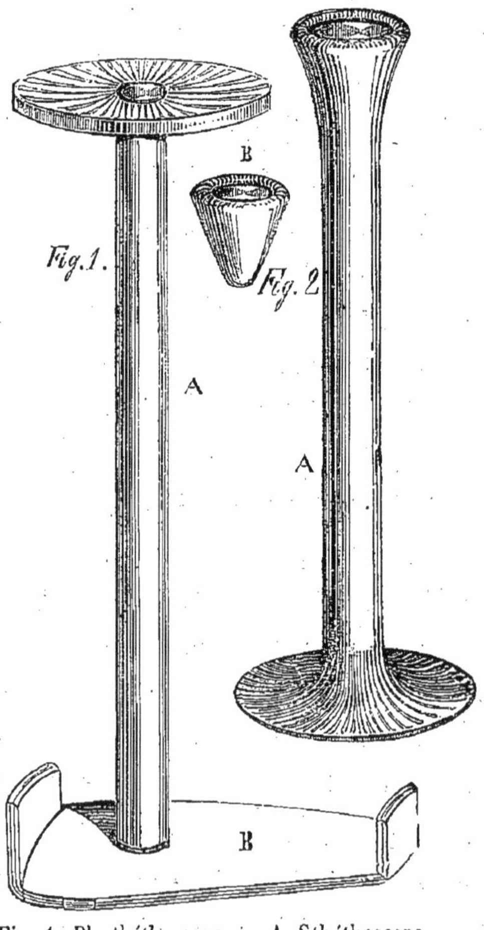

Fig. 1. Plesthéthoscope. — A. Sthéthoscope. — B. Plessimètre vissé sur cet instrument. — Fig. 2. Stéthoscope en cèdre réduit de moitié. — A. Corps de l'instrument. — B. Embout.

12564. Dès les premiers temps de l'auscultation (1826 ou 1827), j'ai substitué l'instrument ici figuré au cylindre de Laënnec (Traité de Médecine pratique, n° 740 ; Traité de la Percussion médiate, pl. I, fig. 3 ; Explication des Planches, p. 327). D'abord je découpai avec un couteau le volumineux morceau de bois dont on se servait ; je lui donnai la forme du stéthoscope actuellement usité et qui a été faussement attribué à divers médecins et surtout à M. Louis. Si mon stéthoscope, figuré dans le Traité de la Percussion, était terminé par une plaque d'ivoire, c'était dans l'intention de visser sur son extrémité auriculaire un plessimètre circulaire à bords peu élevés. J'ai, du reste, entièrement renoncé à ce plessimètre, car il est fort difficile à bien fixer (Percussion médiate, p. 19, Procédé opér. n° 53), et cette difficulté a singulièrement contribué à empêcher le plessimétrisme de se répandre.

12565. J'avais employé dans les commencements de mes recherches le doigt comme moyen de médiopercussion ; les médecins étrangers l'ont adopté ; l'usage en est très-incommode, et il donne lieu à des résultats tellement insuffisants, que ceux qui s'en servent nient les faits plessimétriques les plus utiles et les plus importants (Percuss. méd., p. 17 ; Proc. opér. n° 17 ; Traité de Diagnostic, n° 176 ; Traité de Médecine pratique, n° 648).

12566. Les marteaux de diverses formes et de substances variées proposés pour remplacer le doigt qui percute ont été employés par divers médecins, puis par MM. Barry (Perc. méd., p. 17), par M. J. de Dervieu et par moi (*Ibid.*, p. 18). Ces instruments, tout en donnant beaucoup de son, ne font pas assez nettement éprouver les sensations tactiles que donne le plessimétrisme, et il faut y renoncer à peu près complétement.

12567. Désirant rendre le stéthoscope assez léger pour qu'il fût possible de le placer dans un agenda, je l'ai fait construire en maillechort (Procédé opérat., n° 6, année 1832). Une tige étroite et creuse (Fig. 1re A), un opercule mince, un plessimètre, le tout se dévissant à volonté, le constituent. Ce stéthoscope, *dans lequel on peut placer un crayon ou un thermomètre*, est très-portatif et remplit l'office de tout autre instrument du même genre. J'ai pensé, dès le principe, ainsi que M. Jules de Dervieu (Percussion médiate, p. 18 ; Procédé opérat., n° 13), à réunir l'auscultation et la percussion ; j'ai remplacé l'extrémité operculaire par un plessimètre, fig. 1re B. D'innombrables recherches ont été faites par moi sur ce sujet, et leurs résultats ont été mauvais (Procédé opérat., n° 13). Rien n'est facile avec le plesthéthoscope (nom qui convient à cet instrument) comme de percuter sur la plaque operculaire bien fixée, et cela pendant que l'on ausculte ; mais en somme, cela ne sert à rien ; c'est surtout le choc du plessimètre que l'on entend alors. Les recherches qui ont fait quelque bruit sous le nom d'aconophonie ne sont que des copies des miennes. On s'est avisé en Amérique *de se mettre à deux* pour percuter et pour ausculter à la fois. On n'obtient ni plus ni moins que ce qui est saisi au moyen du doigt et de l'oreille de tout expérimentateur qui se sert convenablement du plessimètre. On eût moins parlé en France de cette prétendue innovation si M. Piorry ou quelque autre médecin français l'eût fait valoir!

Toutes ces figures représentent les dimensions exactes du plessimètre dont je me sers.

PLANCHE II. — PLESSIMÈTRE.

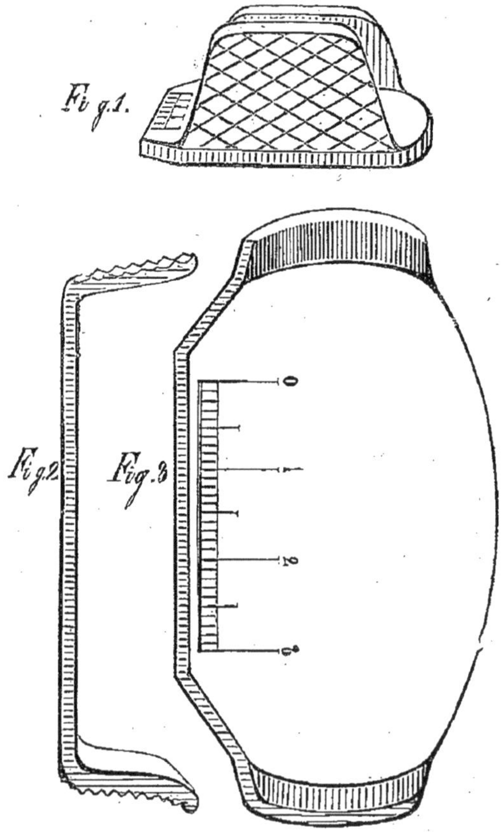

Fig. 1. Le plessimètre vu de côté. — Auricules et leurs losanges incrustés, destinés à le faire mieux maintenir. — Fig. 2. Epaisseur du plessimètre. — Fig. 3. Le plessimètre vu en dessus. Echelle de gradation en centimètres, et destinée à la mensuration des organes.

12568. Cette planche donne la figure du plessimètre qui, après bien des essais (Percuss. médiate, pag. 17; Procédé op. n° 14; Tr. méd. prat. n° 655), m'a paru réunir au plus haut degré les conditions nécessaires : d'une part, pour lui faire produire le plus de son possible, et de l'autre pour le maintenir avec exactitude. On le saisit par ses auricules (qui sont légèrement excavées en dehors) au moyen du pouce et de l'indicateur gauche (Perc. méd. pag. 20; Traité de méd. prat., n° 658). Les auricules sont entaillées de losanges profonds, disposés à l'effet de mieux fixer le plessimètre.

L'ivoire, la nacre, l'écaille, le cuir bouilli, des bois de différentes sortes (buis, ébène, acajou, etc.), l'argent, le maillechort, l'or, etc., peuvent servir à confectionner cet instrument qui doit être solidement appuyé sur la partie que l'on veut explorer (Percussion médiate, pag. 19, n° 458).

Dans quelques cas, la plaque du plessimètre (fig. 3) pourrait avec avantage être diminuée d'un tiers de largeur. Cela favoriserait peut-être la limitation des organes au moyen de l'organographisme. (Voyez pour la manière dont on doit tenir le plessimètre, le Traité de la percussion méd., pag. 19; le Traité de méd. prat., n° 648. Voyez aussi pour la manière dont on doit se servir des doigts à l'effet de percuter, le Traité de percussion médiate, pag. 21; le Traité de médecine pratique, n° 659 ; et pour les sons plessimétriques, le Traité de méd. prat., n° 664.)

12569. On a récemment proposé dans une dissertation inaugurale fort bien faite d'ailleurs, de percuter par un choc sec la partie que l'on explore avec la région dorsale de l'articulation de la première et de la seconde phalange de l'indicateur droit demi-fléchi. Dans ce procédé, on frapperait sur le plessimètre comme on le fait sur une porte alors que l'on désire être entendu des personnes placées derrière elle. Il y a longtemps que j'ai pensé à employer ce moyen, dont l'un des principaux inconvénients est de rendre nulles les sensations tactiles qu'il est si utile d'apprécier alors qu'il s'agit d'organographisme plessimétrique.

12570. Pour pratiquer cette méthode d'exploration, de manière à avoir *une mesure tout à fait exacte des organes, il faut placer l'un des bords du plessimètre exactement sur le point où l'on trouve la limitation de la partie explorée, puis percuter très-attentivement sur ce point, et cela de façon à bien constater le son que donne cette partie. On porte ensuite un autre bord de l'instrument au delà de cette même limitation et l'on constate encore avec un soin extrême les sons et les impressions tactiles en rapport avec cette nouvelle position du plessimètre. En procédant ainsi, et en réitérant les expérimentations, on parvient de la manière la plus positive à tracer la circonscription des organes.* Ce procédé d'exploration est d'une extrême importance, et dans toute recherche délicate de plessimétrisme, surtout lorsqu'il s'agit de la rate, il ne faut pas négliger d'y avoir recours.

Lignes dont la direction doit être suivie pour percuter convenablement les organes thoraciques et abdominaux considérés en général.

Lignes verticales.

Nos 1. Ligne pneumocœcale.
2. — pneumonentérique.
3. — pneumocysturique.
4. — aortocysturique.
5. — cardiocysturique.
6. — pneumoniliaque.
7. — pneumosplénique.

Lignes horizontales ou Cercles.

Nos 1. Cercle trachéopneumonique.
2. — aortopneumonique.
3. — pneumocardiaque.
5. — hépatocardiaque.
4. — hépatosplénique.
6. — entéronéphrique.
7. — cœco-iliaque.
8. — cysturorectal.

PLANCHE III.

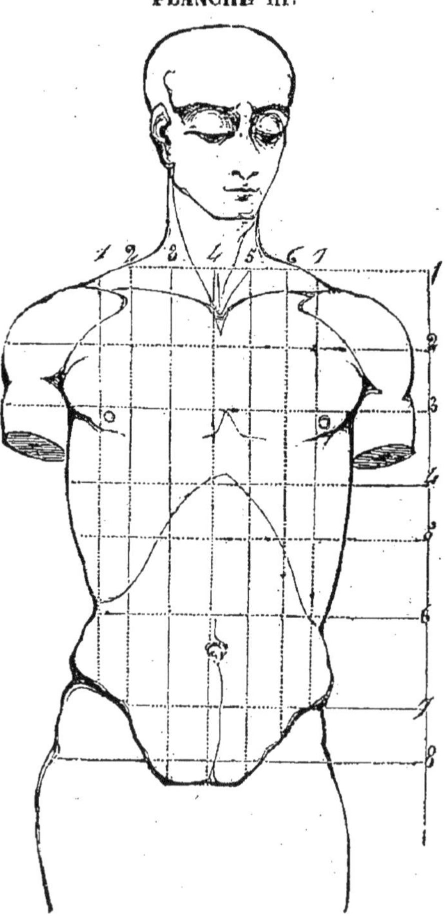

Lignes verticales et horizontales (cercles) qu'il convient de suivre pour percuter convenablement le thorax et l'abdomen sur la face antérieure de ces parties.

12571. Les lignes tracées sur la figure pl. III indiquent les directions qu'il faut suivre pour convenablement percuter en avant la poitrine et même toute la partie antérieure du tronc; *il est indispensable quand on veut bien explorer plessimétriquement de frapper successivement tantôt d'une manière superficielle, tantôt d'une façon plus pro-*

fonde sur tous les points du thorax et même de l'abdomen correspondants à ces diverses lignes ; il ne faut pas faire en quelque sorte sauter le plessimètre à un pouce de distance du lieu où l'on avait d'abord percuté, mais on doit explorer successivement centimètre par centimètre. Les lignes représentées dans les figures placées en regard du texte ont reçu des noms anatomiques qui expriment les organes principaux situés sur ces mêmes lignes, surtout vers leurs extrémités.

Les lignes horizontales indiquées dans les pl. III, IV, V et VI portent le nom de cercles, parce qu'elles sont censées entourer le corps et qu'elles sont les mêmes en avant que sur le côté et en arrière.

PLANCHE IV.

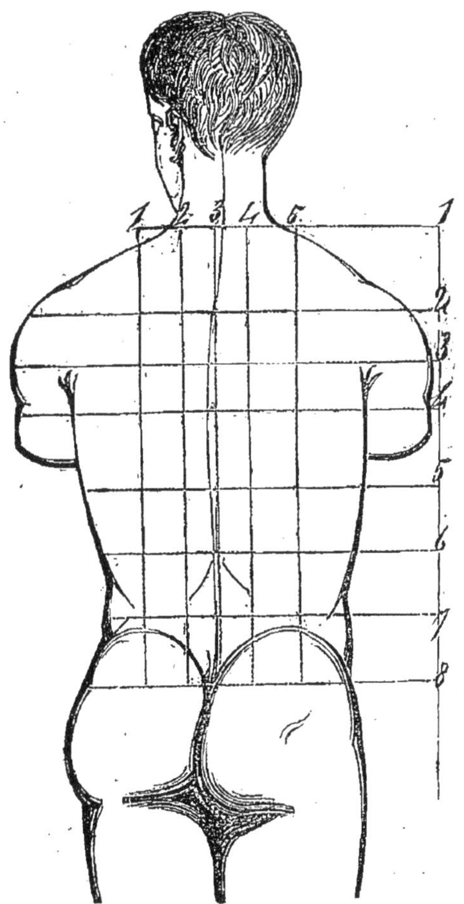

Lignes verticales et transversales (cercles) qu'il est utile de suivre pour percuter convenablement la partie postérieure du tronc.

Lignes verticales.

N°s 1. Ligne pneumocolique.
2. — aortonéphrique.
3. — rachisorectale.
4. — cardionéphrique.
5. — hépatocolique.

Lignes horizontales ou Cercles.

N°s 1. Cercle trachéopneumonique.
2. — aortopneumonique.
3. — pneumocardiaque.
4. — hépatocardiaque.
5. — hépatosplénique.
6. — entéronéphrique.
7. — cœco-iliaque.
8. — cysturorectal.

PLANCHE V.

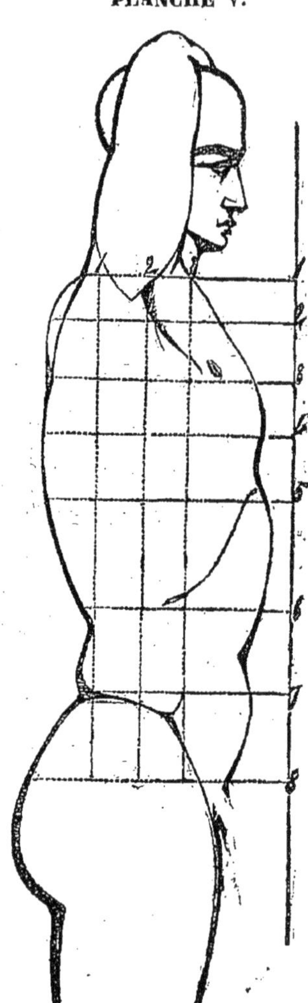

Lignes verticales et transversales (cercles) qu'il est utile de suivre pour percuter convenablement le côté droit du tronc.

Lignes verticales.

Nos 1. Ligne pneumonhépatique.
2. — axillohépatique.
3. — pneumocœcale.

Lignes transversales ou Cercles.

Nos 1. Cercle trachéopneumonique.
2. — aortopneumonique.
3. — pneumocardiaque.
4. — hépatocardiaque.
5. — hépatosplénique.
6. — entéronéphrique.
7. — cœco-iliaque.
8. — cysturorectal.

Lignes dont la direction doit être suivie pour percuter convenablement les organes thoraciques et abdominaux isolément considérés.

PLANCHE VI.

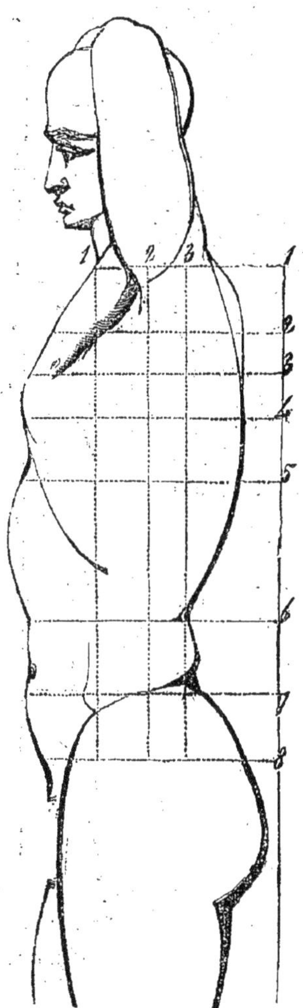

Lignes verticales et transversales (cercles) qu'il est utile de suivre pour percuter convenablement le côté gauche du tronc.

Lignes verticales.

N°s 1. Ligne pneumosplénique.
2. — axillosplénique.
3. — splénocolique.

Lignes transversales ou Cercles.

N°s 1. Cercle trachéopneumonique.
2. — aortopneumonique.
3. — pneumocardiaque.
4. — hépatocardiaque.
5. — hépatosplénique.
6. — entéronéphrique.
7. — cœco-iliaque.
8. — cysturorectal.

PLANCHE VII.

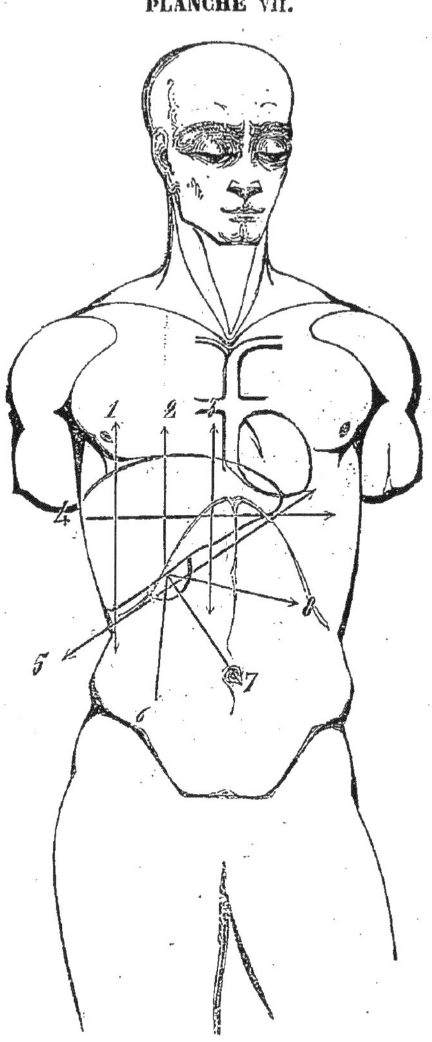

Dessins plessimétriques du foie, de la vésicule et du fiel (cysticholе), du cœur.

Nos 1. Première ligne hépatique verticale.

2. Deuxième ligne hépatique verticale.

3. Troisième ligne hépatique verticale.

4. Ligne hépatique horizontale.

Voyez pour l'explication de cette figure et de ces lignes, et pour le procédé opératoire de percussion qu'elles indiquent, le Traité de médecine pratique, nos 8377, 8378, 8379, 8380, 8381, 8382.

Nos 5. Première ligne cysticholique.

6. Troisième ligne cysticholique.

7. Deuxième ligne cysticholique.

8. Quatrième ligne cysticholique.

Pour l'explication de ces lignes, et pour l'exposition du procédé opératoire qu'elles servent à indiquer, voir le Traité de médecine pratique, nos 8394, 8395, 8396, 8397.

PLANCHE VIII.

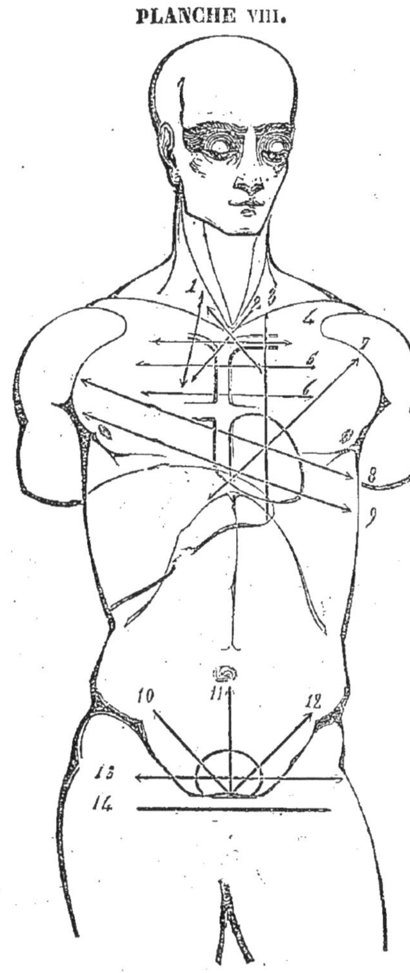

Dessins plessimétriques des gros vaisseaux, du cœur, du foie, de l'utérus ou de la vessie, lignes cardiaques aortiques, cysturiques ou utériques.

Nos 9. Première ligne cardiaque.
8. Deuxième — —
3. Troisième — —
7. Quatrième— —

Voyez pour l'explication de ces lignes, et pour le procédé opératoire qui s'y rapporte, le Traité de médecine pratique, nos 1632, 1719, 1720, etc.; le Traité de la percussion médiate, p. 130; le Procédé opératoire, nos 181, 184.

Nos 6. Première ligne aortique.
5. Deuxième — —
3. Troisième — —
0. Quatrième — —
1. Première — brachio-céphalique.
2. Deuxième — —

Voyez pour l'explication de ces lignes, et pour le procédé opératoire qui s'y rapporte, les nos 2248, 2249, 2250, etc., du Traité de médecine pratique.

Voyez aussi dans les Archives, le Mémoire sur la plessimétrie de l'aorte.

Nos 11. Première ligne cysturique ou utérique.
13. Deuxième — —
10. Troisième — —
12. Quatrième — —
14. Cinquième — —

Voyez pour l'explication de ces lignes et pour le procédé opératoire qui s'y rapporte, les nos 8402, 8403, 9976, 9977 du Traité de médecine pratique.

PLANCHE IX.

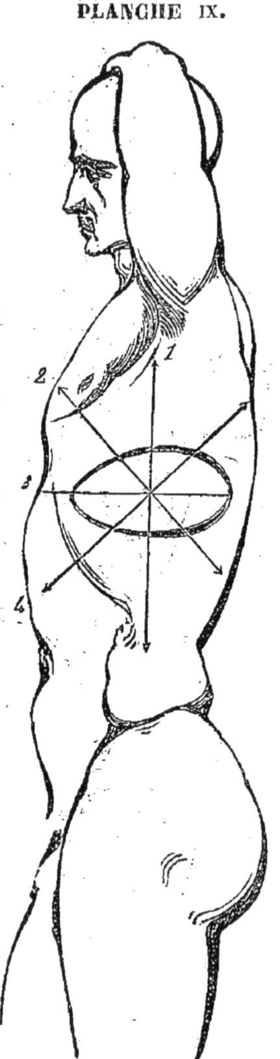

Dessin plessimétrique de la rate, lignes qu'il faut suivre pour percuter convenablement cet organe.

N°s 1. Première ligne splénique, ou ligne verticale splénique.

3. Deuxième ligne splénique, ou ligne horizontale splénique.

2 et 4. Troisième et quatrième lignes spléniques ou lignes obliques spléniques.

Voyez pour l'explication de ces lignes et pour le procédé opératoire du plessimétrisme de la rate, le Traité de médecine pratique, n°s 8750, 8751, 8752, 8753, 8754, etc.

PLANCHE X.

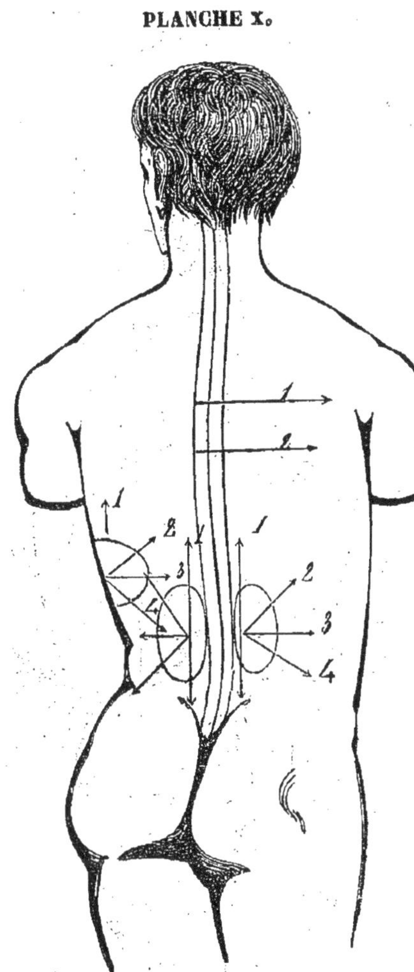

Dessins plessimétriques des reins, du rachis et de la rate en arrière, lignes qu'il faut suivre pour percuter convenablement ces organes.

N°s 3. Première ligne néphrique, ou ligne néphrique horizontale.

1. Deuxième ligne néphrique ou ligne néphrique verticale.

2 et 4. Troisième et quatrième lignes néphriques, ou lignes néphriques obliques.

Pour l'explication de ces lignes et pour le procédé opératoire du plessimétrisme des reins, voyez le Traité de médecine pratique, n°s 9310, 9311 et 9320, etc.

N°s 1, 2, 3, 4. Lignes spléniques vues en arrière.

Voyez les n°s 8750, 8751, etc., du Traité de médecine pratique.

N°s 1 et 2. Lignes transversales du rachis.

Voyez pour l'explication de ces lignes et pour le procédé opératoire du plessimétrisme du rachis, les n°s 12473, 12474, 12475 du Traité de médecine pratique.

Résultats du plessimétrisme dans l'état nomal, représentés ici par l'organographisme ou dessin des organes situés en avant,

PLANCHE XI.

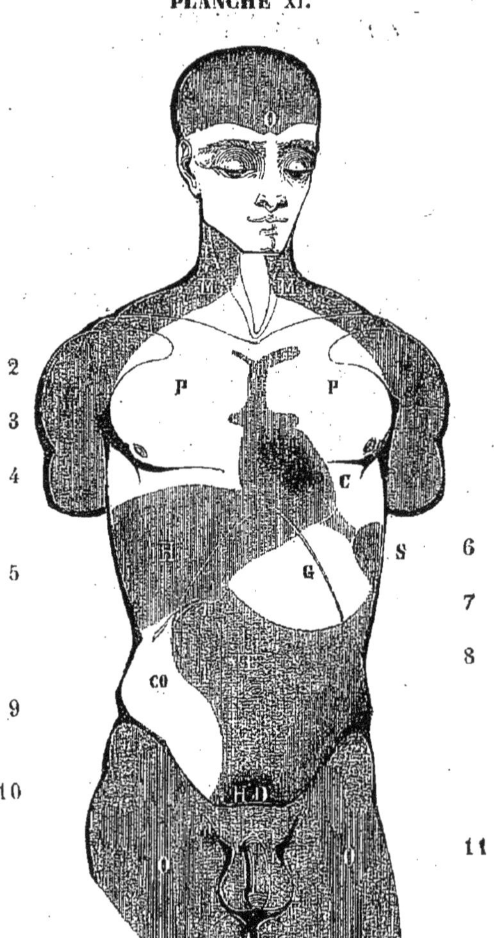

Région antérieure du corps.

12572. Dès 1834 et dans les planches gravées du Bulletin clinique (n° 192), j'avais représenté par des teintes variées les divers sons ou les nuances de sensations tactiles auxquels la percussion des organes peut donner lieu. Depuis lors, et à plusieurs reprises (Traité de médecine pratique, n°s 8379, etc.), je suis entré dans des détails fort étendus sur l'organographisme en général et sur celui que le plessimétrisme permet d'établir. Notre honorable collègue et ami, M. le professeur Bérard semble rapporter à des étrangers la limitation des organes, limitation dont la possibilité est loin de lui paraître évidente (Traité de physiologie). Je ne sais si les auteurs qu'il cite ont fait partie des médecins anglais qui ont suivi ma clinique ; mais il n'est pas un élève de l'école de Paris qui ne sache que depuis vingt ans je dessine à l'extérieur la plupart des organes, et que j'ai fait, ainsi que M. Pyrlas (n° 8379) et beaucoup d'autres, un grand nombre de tentatives pour trouver un crayon qui marquât sur la peau le mieux possible sans douleur, et avec le plus de durée. En somme, la plombagine assez molle et trempée *pendant deux mois* dans les huiles grasses, paraît être jusqu'à présent la substance qui trace le mieux les limitations organiques (1). — Après avoir dessiné les figures de circonscription des parties, on mouille très-légèrement la surface cutanée sur laquelle on explore, puis on y passe de l'azotate d'argent et cela à l'effet d'obtenir des dessins persistants. On le fait très-légèrement et très-rapidement et l'on essuie ensuite. Ces précautions sont très-utiles à prendre; car sans elles on produit facilement sur la peau de petites ulcérations. M. Hutin jeune, élève qui se livre avec ardeur aux études chimiques et cliniques, a fabriqué un crayon composé d'un tube de verre contenant une dissolution de chlorure d'or et de platine. Celle-ci imbibe un petit pinceau d'amiante, et sert à tracer des marques permanentes; d'abord jaunes, ces marques deviennent ensuite violettes. Elles ne donnent pas lieu à des excoriations cutanées. Si n'était l'inconvénient de nécessiter un instrument de plus, le procédé organographique de M. Hutin serait préférable à tous ceux qui sont jusqu'à présent connus. Il y a encore des recherches à faire sur ce sujet.

12573. Dans la planche XI, comme dans les suivantes, la matité et la résistance du doigt, le défaut d'élasticité correspondants à chaque organe sont indiqués par des teintes d'autant plus foncées que ces caractères plessimétriques sont plus prononcés; ainsi les os, les parties du foie en contact avec les parois sont représentés par des nuances plus noires que les muscles, la rate, etc.— Les espaces où le blanc prédomine sont au contraire en rapport avec les points où se rencontrent de la sonorité et de l'élasticité, et tels sont ceux qui sont en rapport avec les poumons et l'estomac remplis de gaz. — Les teintes peu foncées se rapportent à des régions qui tiennent le milieu entre les organes dont le son est mat et ceux qui se trouvent dans une condition opposée.

12574. Les lettres indiquées sur la figure de la planche XI in-

(1) On trouve ces crayons chez M. Cabasson, au Magasin de papeterie, rue Neuve-des-Mathurins, n° 1.

diquent les sons obtenus sur diverses parties du corps. — O, son ostéique ou des os. — M, son myosique ou des muscles. — P. son pneumonique ou des poumons. — C, son cardique ou du cœur. — H, son hépatique ou du foie. — S, son splénique ou de la rate. — G, son gastrique ou de l'estomac (plein de gaz). — E, son entérique ou des intestins. — C O, son colique ou du colon. — H D, son hydrique ou de liquide. (Voyez pour ces divers sons le Traité de médecine pratique, n° 675.)

12575. Les chiffres indiquent les principaux organes situés en regard : n° 1 le crâne, n° 2 les poumons, n° 3 les gros vaisseaux, (2198) (1); n° 4 le cœur (n°s 1719, 1770, 1632, etc.) — N° 5 le foie (8376, 8377, etc.) — N° 6 la rate (n°s 8748 et suivants). — N° 7 l'estomac plein de gaz (n°s 7505, 7506, etc.). — N° 8 l'intestin contenant des aliments, des fèces ou des liquides (n°s 7966, 7429, 7505, etc.). — N° 9 le colon et le cœcum pleins de gaz, (n°s 7366, 7426, etc.). — N° 10 la vessie renfermant un peu d'urine (n°s 9337, 9402). — N° 11 les muscles et les os des cuisses (n°s 12414, 12464, 12465, etc.).

(1) Ces numéros entourés de parenthèses indiquent les paragraphes du *Traité de Médecine pratique* où sont indiquées les dimensions nomales des viscères.

PLANCHE XII.

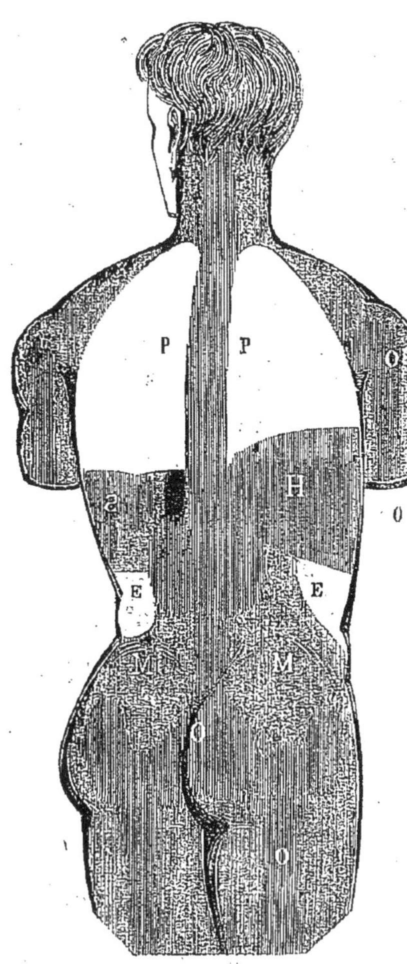

Région postérieure du corps.

Les lettres: O, M, P, C, H, S, E, etc. désignent dans la planche XII les mêmes variétés de son que dans la planche XI.

12576. N° 1 matité en rapport avec les muscles du cou et avec le rachis (n°s 12414, 12464, 12465). — N° 2 sonorité, élasticité des poumons en arrière, — au milieu matité, dureté, résistance de la colonne vertébrale (n°s 12473, 12474). — N° 3 matité, résistance au doigt du foie (n°s 8376, 8377, etc.). — N° 4 matité légère, résistance au doigt de la rate (n°s 8748 et suivants). — N° 5 matité et résistance très-marquées des reins (n°s 9204, 9309), dont le son est moins sec que ceux qui sont donnés par le rachis (n°s 12473, 12474). — N° 6 sonorité, élasticité des intestins grêles en dehors (n°s 7366, 7429, 7505, etc.); plus en dedans matité en rapport avec la présence du colon ascendant et du cœcum contenant des matières (n°s 7366, 7426, etc.). Matité des reins (n°s 9304, 9309, etc.). Matité, résistance au doigt du rachis (n°s 12473, 12475). N° 7 sonorité, élasticité du colon descendant, rempli de gaz (n°s 7366, 7426) — en dedans matité des muscles de la région lombaire (n° 12414) et du rein gauche (n°s 9304, 9309), n°s 8, 8, 8, 8, matités et duretés variées des muscles (n° 12414) et des os, (n°s 12464, 12465, etc.), du bras, du bassin et des cuisses. — Au-dessous de la lettre H, je trouve souvent un certain degré de sonorité profonde en rapport avec les intestins grêles profondément placés et pleins de gaz.

Résultats du plessimétrisme dans divers états anomaux représentés par l'organographisme ou dessin des organes.

PLANCHE XIII.

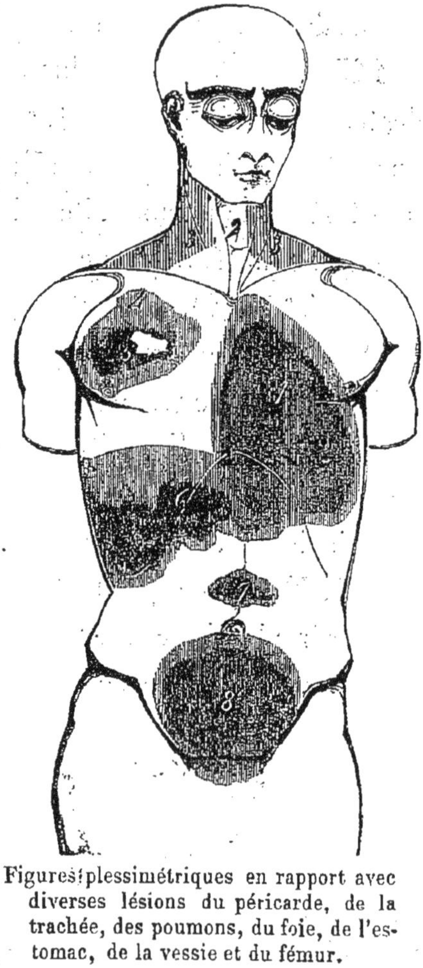

Figures plessimétriques en rapport avec diverses lésions du péricarde, de la trachée, des poumons, du foie, de l'estomac, de la vessie et du fémur.

12577. N° 1. Matité, résistance au doigt et existant : soit superficiellement, soit profondément, et en rapport avec une collection de liquides remplissant complétement le péricarde : (hydropéricardie) n° 2037); hydropéricardite (n°s 1236 et suivant); hêmopéricardie (n° 2036), pyopéricardite (n°s 1936 et suivants). Au centre de la figure la matité est absolue et permet cependant quelquefois de distinguer soit ces sons qui sont en rapport avec la présence du cœur, soit la limitation de ce même organe située dans l'épanchement. Les points où la teinte est moins foncée correspondent aux régions vers lesquelles les poumons recouvrent le péricarde rempli de liquides. — On remarquera que la forme du péricarde distendu est conique (n° 1938), et qu'il est *possible* de distinguer par le plessimétrisme les portions du foie existant au-dessous du péricarde. — Souvent la matité produite par l'hydropéricardie se propage au-dessous du rebord costal.

12578. N° 2. Sonorité, élasticité très-marquéesen rapport avec la présence de la trachée et du larynx contenant de l'air (n° 1460) et dont les dimensions peuvent être déterminées par la limitation du lieu où la sonorité et l'élasticité se terminent.

12579. N° 3. Matité en rapport avec la présence des muscles du cou ; elle est représentée par une teinte grisâtre. L'espace blanc situé au-dessous est en rapport avec la présence des poumons sains dont on retrouve en général la sonorité et l'élasticité jusque dans la partie externe et inférieure du cou près de l'épaule.

12580. N° 4. Matité plus ou moins marquée, représentée par des teintes foncées en rapport, soit avec une pneumonêmie (n° 6774); une pneumorrhagie (n° 6145); une pneumonêmie phlegmasique (n° 6904); une pneumonite sclérosique (n° 6904 n° 8); une pneumophymie (n° 7086); une pneumocarcinie (n° 7209); une pleurhydrie (n° 7249), etc., etc.; des nuances variées de matité, l'ensemble des symptômes et la marche du mal servent ici à établir la diagnose entre ces divers états.

12581. N° 5. Sonorité, élasticité marquées en rapport avec la présence d'une cavité anomale existant dans les poumons, soit qu'il s'agisse d'une phymospéie (n° 7088); d'une aérobronchasie (n° 6194); d'une pneumospéie nécrosique (n° 7222) ou même d'une aéropleurie circonscrite (n° 7274). — Quand un tissu dur est situé entre la caverne et les parois, il y a une matité et une résistance au doigt superficielles, tandis que la sonorité et l'élasticité sont appréciables par une percussion forte et profonde (n° 7088). — Quand un tissu dur entoure la caverne, la limitation de celle-ci est facile (n° 7088). Quand la caverne est pleine de liquides, la matité est absolue. — Quand il s'y rencontre à la fois des gaz et de l'eau, et lorsque la bouche est ouverte, on trouve au niveau de la spéie le bruit hydraérique (n° 7089).

12582. N° 6. Matité en rapport avec la présence du foie, limitation de celui-ci. On remarque sur cette figure l'inégalité du rebord hépatique tel qu'on le rencontre dans certains cas d'hépatocarcinie (n° 8594), ainsi que des marques noires plus foncées que les autres ; ces marques indiquent une matité et une résistance très-prononcée que l'on obtient sur certains points du foie correspondants à des masses cancéreuses circonscrites (n° 8594) ; les teintes plus pâles figurées par en haut sont en rapport avec la présence d'une lame de poumon située au-devant du foie (n° 8378).

12583. N° 7. Matité avec plus ou moins de résistance au doigt, nettement circonscrite et indiquant la présence sur le lieu où on l'observe d'un corps dur, tel qu'une tumeur squirreuse (n° 8115) ou encéphaloïdique de l'estomac, de l'épiploon, du colon, etc., ou tel que des fèces et contenus indurés dans les gros intestins (n° 7424).

12584. N° 8. Matité absolue en rapport avec la présence de la vessie remplie d'urine, ou avec l'utérus contenant le produit de la conception (n° 9981), ou encore avec toute autre tumeur consistante située dans l'hypogastre (n° 10075) ; les teintes moins foncées indiquent les points de la masse malade recouverte par les intestins remplis de gaz (n° 10075) ; en général la vessie distendue est moins large par en haut et plus conique que cette figure ne l'indique.

PLANCHE XIV.

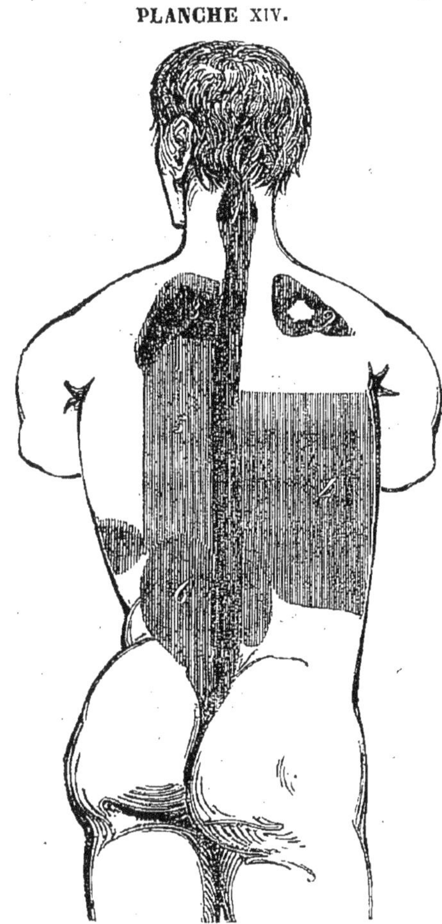

Figures plessimétriques et limitation des organes dans diverses lésions du rachis, des poumons, des plèvres et des reins.

12585. N° 1. Matité ostéique, résistance au doigt observable au cou, et en rapport avec une rachisocélie, des phymies, ou une hypertrophie du rachis (n° 12500). Cette tumeur est le plus souvent fusiforme, et peut se rencontrer sur tous les points de la colonne vertébrale.

12586. N°s 2 et 3. Matité, résistance au doigt très-marquées, existant en arrière au sommet des poumons (n°s 7086, 7087) fixés dans la position où on les rencontre, bien qu'on fasse varier celle-ci, et en rapport avec une pneumosclérosie (induration pulmonaire) (n°s 6904 et suivants). La matité très-grande et la dureté très-marquée sont indiquées au n° 3 par une teinte très-foncée;—au centre, l'espace blanc que l'on y voit est en rapport avec une pneumospéie (caverne pulmonaire) pleine d'air (n° 7088) et entourée par le poumon induré. Là, se trouve souvent par la percussion forte une sonorité spéciale et différente de celle du poumon sain (n° 7088). — Quand il y a des liquides et du gaz dans la caverne et communication avec les tuyaux brouchiques, le plessimétrisme fait entendre le bruit hydraérique (n° 7089). — Quand existe sur la spéie une couche indurée, la percussion superficielle donne lieu sur ce point à un son mat et à une résistance marquée (n° 7088).

12587. N° 4. Hydropleurie (n° 7249), hémopleurie (n° 7285), pyopleurie (n° 7300) médiocrement abondante dans la plèvre gauche. Dans cette figure le malade est sensé se trouver couché sur le côté droit; la ligne qui limite d'une part la matité de l'épanchement et de l'autre la sonorité et l'élasticité des poumons, est horizontale et située sur une ligne de niveau; la partie de l'épanchement la plus inférieurement placée est toujours plus mate que celle qui est située plus haut. Quand l'hydropleurie est très-considérable, la matité est absolue et sans aucune élasticité; ce caractère a été indiqué dans le n° 4.

12588. N° 5. Hydropleurie (n° 7349), hémopleurie (n° 7285), pyopleurie (n° 7300) à droite. Le malade est supposé placé dans la position verticale; une ligne de niveau horizontale sépare la matité située par en bas de la sonorité et de l'élasticité pulmonaire existant par en haut (n° 7249). Les teintes moins foncées indiquées près du niveau de l'épanchement, expriment le degré de matité peu marquée en rapport avec une couche mince de liquide. C'est à la hauteur de cette couche que se trouve l'égophonie de Laennec. — Inférieurement existe la matité absolue propre au fluide accumulé (n° 7249). Quand celui-ci n'est pas très-abondant il n'empêche pas de découvrir encore le son mat propre au foie et de circonscrire cet organe (n° 7249) qui est situé, dans ce cas, plus inférieurement que dans l'état nomal.

Suivant les changements dans la position du malade on trouve les caractères plessimétriques indiqués aux n°s 4 et 5.

N° 6. Néphromégalie (augmentation de volume du rein) en rapport avec une néphrémie (n° 9447); une néphrite (n° 9473); une néphromégalie (n° 9367) carcinique (n° 9798) ou de toute autre nature (n° 9800). On ne doit pas oublier que le rein, plus mat que le foie, moins sec au doigt et à l'oreille que les vertèbres, est limité en dehors par les colons dont le degré de sonorité ou de matité varie en raison des matières ou des gaz que ces organes contiennent.

PLANCHE XV.

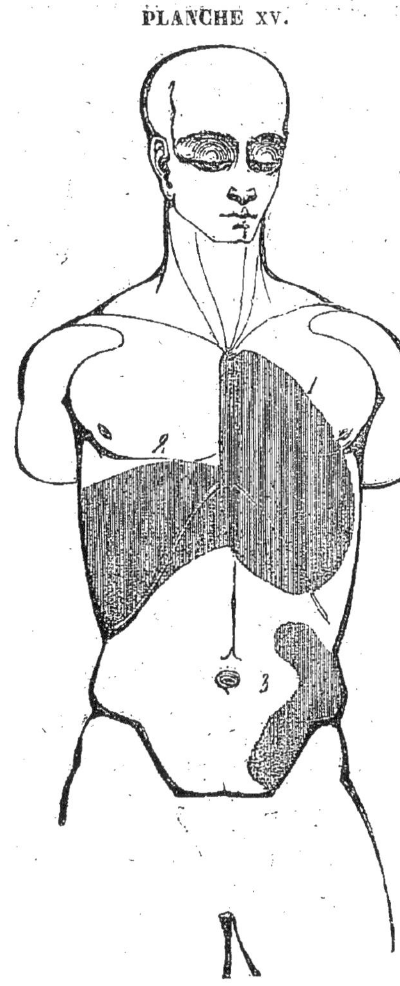

Figures plessimétriques et limitation des organes dans diverses lésions du péricarde, du colon descendant et de l'S iliaque.

12589. N° 1. Forme de l'espace occupé par la matité correspondant au péricarde rempli en très-grande partie de liquide, mais n'étant pas encore complétement distendu. — Le malade est supposé se trouver couché sur le côté gauche. La matité sur les points déclives est ici absolue et sans élasticité; sa limite supérieure est située sur une ligne de niveau et au-dessus de laquelle se rencontre: tantôt la sonorité et l'élasticité propres aux poumons sains; tantôt des sons plus ou moins obscurs en rapport avec la présence de l'oreillette droite ou des gros vaisseaux qui partent du cœur ou qui s'y rendent (n° 2195); quelquefois, ainsi que l'indiquent, dans la figure première, des teintes plus foncées, on parvient avec de l'habitude, à découvrir dans le lieu occupé par l'hydropéricardie des points plus mats en rapport avec la présence et la limitation du cœur.

12590. N° 2. Matité, résistance au doigt en rapport avec la présence du foie d'ailleurs sain, et qui s'étend au-dessous du lieu occupé par l'hydropéricardie. En général dans de tels cas, existe une hépatémie (n° 8472) et partant une augmentation dans le volume du foie.

12591. N° 3. Matité et défaut d'élasticité, observables dans la région occupée par le colon descendant et l'S iliaque remplis de liquide ainsi qu'il en arrive dans la scorentérasie (n° 7505), la blenentérasie (n° 8055), l'hémentérasie (n° 7710), etc.

Quand sur des points de l'abdomen où se trouvent ces caractères, on rencontre le bruit hydraérique, alors existent à la fois, dans l'intestin, des liquides et des gaz (n°s 7390, 7506, 7710). C'est surtout dans l'iléospilosie (n° 7997), dans l'entérorrhée (n° 8055), l'hydrentérorrhée (n° 8055), l'hêmentérorrhagie (n° 7710), l'entérosténosie (n° 7423), la molybdentérie ou colique des peintres (n° 8212), etc., qu'il est utile de tenir compte de ces faits.

12592. N° 1. Matité absolue, défaut complet d'élasticité dans la partie inférieure de la poitrine à droite, et en rapport avec une accumulation de liquides dans la plèvre de ce côté ; le malade est sensé se trouver placé dans la situation ou dans l'attitude assise. Au-dessous de la matité de l'épanchement, existe : une matité plus marquée en bas qu'en haut et se rencontrant à travers la masse du liquide accumulé ; les caractères plessimétriques en rapport avec la présence du foie qui, dans de tels cas, déborde les côtes (n°s 7249, 8370, etc.). Quand on fait placer le malade sur le côté droit, la matité se porte à droite, et le contraire a lieu lorsque le corps est placé sur le côté gauche. Ces circonstances organographiques sont observables, hors les cas d'adhérences, dans l'hydropleurie (n° 7249) ; l'hydropleurite (n° 7305) ; l'hêmopleurie

PLANCHE XVI.

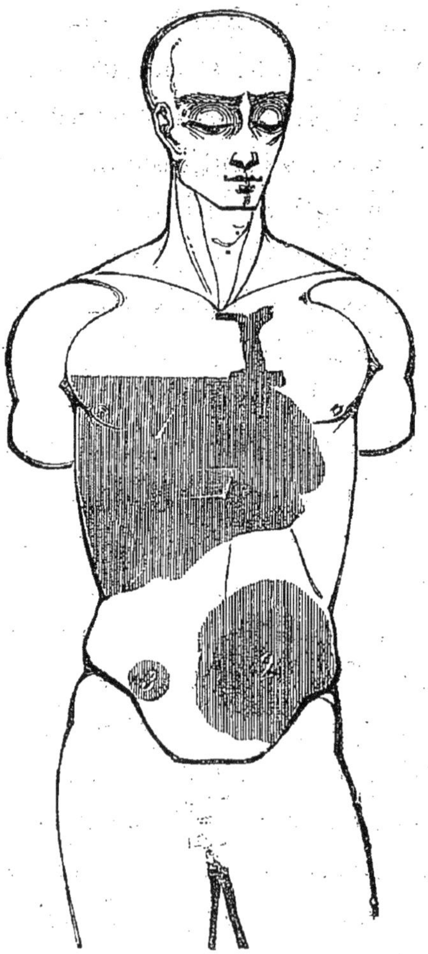

Dessins et limitations plessimétriques de diverses lésions organiques de la plèvre droite et des organes abdominaux.

(n° 7285); dans la pyopleurie (n° 7298), etc. Lorsqu'existent à la fois de l'eau et des gaz dans la poitrine (hydraéropleurie, n° 7274), le son est clair en haut et le déplacement encore plus facile et plus manifeste. Sur la ligne de niveau et au-dessus d'elle, se rencontre un *tintement* spécial dit *métallique* et auquel j'ai donné le nom de *bruit hydraérique* (n° 668). Le cœur et les gros vaisseaux sont, dans cette figure, et par suite de la présence de l'épanchement, fortement déviés à gauche.

12593. N°s 2 et 3. Matité, résistance au doigt, ou dans d'autres cas, défaut absolu d'élasticité, existant dans un espace plus ou moins étendu et circonscrit en rapport avec l'une des lésions suivantes : scorentérasie (n° 7424), (dans ce cas la forme de l'espace occupé par la matité est en général mal arrondie) ; ovarocélies (n° 10071), carcinie (n° 10290), phymie (n° 10280), hydatidies (n° 10075) ou pyies (n° 10230) abdominales, et bien entendu que, dans ce cas, les caractères plessimétriques varient en raison de la structure de la lésion ou de la nature des liquides contenus dans la tumeur. Quand des anses intestinales sont situées à l'entour de celle-ci entre la masse malade et les parois, alors superficiellement, se trouve à la circonférence de celle-ci un son clair de l'élasticité, tandis que profondément la matité, la résistance au doigt, etc., sont très-marquées. J'ai cherché à représenter ces phénomènes au moyen des teintes plus claires qui entourent la tumeur. — Dans quelques cas il arrive que l'intestin plein de gaz rampe au-dessous des parois abdominales sur la surface de la masse malade; alors, on peut très-exactement dessiner, au moyen du plessimétrisme, les espaces qui correspondent à ces portions de l'angibrôme. Les applications chirurgicales de ce fait présentent le plus grand intérêt pratique.

PLANCHE XVII.

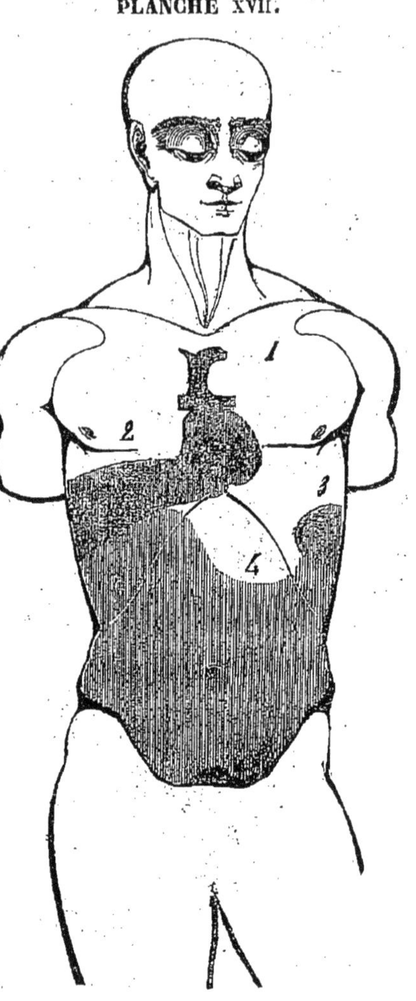

Figures plessimétriques en rapport avec la diminution de volume du cœur (hypotrophie cardique) et du foie (hypotrophie hépatique); avec la vacuité du tube digestif, ou encore avec la présence d'une petite quantité de liquides dans les intestins vides de gaz.

12594. N° 1. Matité cardique existant dans une étendue beaucoup moins considérable que dans l'état nomal. Une telle disposition existe dans l'hypêmie (n° 3826), l'hypohydrêmie (n° 3886) indoloïosique (n° 5017) ou produite par toute autre cause (n° 3880); dans l'hypocardiotrophie coexistant avec l'hypomyotrophie (n° 12444), ainsi que cela a lieu à la suite de maladies de durée et de l'abstinence prolongée (n°s 1826, 1032).

12595. N°s 2 et 5. Très-petite dimension de l'espace occupé par le foie, ainsi qu'on la trouve dans les cas d'hypêmie (n° 3826), d'hypohydrêmie (n°s 3880, 3886), d'hépatocyrrhosie (n°s 8582, etc.).

12596. N° 4. Matité plus ou moins complète avec défaut d'élasticité existant dans des cas ou l'abdomen est *peu volumineux*, ainsi que cela a lieu : dans l'abstinence portée très-loin; dans la pylorosténosie (n° 7426); dans l'angibrômorrhée indoloïosique (écoulement de liquides séreux dans le tube digestif en rapport avec la cause choléra asiatique ou indoloïose), (n° 8555). Dans la figure XVII, l'estomac dilaté par des gaz (n° 7505) est représenté (3 et 4) par un espace dont la teinte est claire.

12597. N° 3. — Résistance au doigt, matité de la rate dont le volume est médiocre.

PLANCHE XVIII.

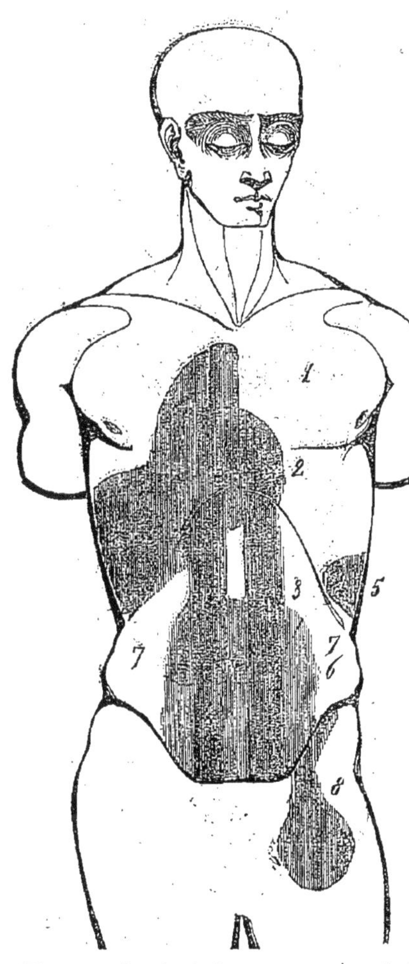

Figures plessimétriques en rapport : 1° avec l'existence d'une hydropéricardie peu abondante ; 2° avec les sons que donnent les muscles contractés ; 3° avec les intestins grêles pleins de matière ; 4° enfin avec un abcès par congestion dans l'aîne gauche.

N° 1. Sonorité, élasticité du poumon gauche.

12598. N° 4 (1). Matité absolue, défaut complet d'élasticité en rapport avec la présence des liquides : eau, sang, pus, contenus dans le péricarde : hydropéricardie (n° 1936) ; hémopéricardie (n° 2036) ; pyopéricardie (n°s 1936, etc.). Le malade est, dans cette figure, supposé couché sur le côté droit. Une ligne droite horizontale en rapport avec le niveau du liquide épanché se fait remarquer à gauche, tandis qu'à droite l'espace occupé par la matité se dessine dans cette figure suivant une forme arrondie qui correspond à celle du péricarde. La matité de l'aorte, du côté de la clavicule gauche, devrait aussi dépasser le niveau du liquide.

12599. N° 2. Le cœur que l'on peut limiter au-dessus de l'épanchement (n° 1719). Plus à droite se voit le foie, à l'état nomal, et reconnaissable à sa matité, à son défaut d'élasticité, à son siége et à sa forme (n° 3888).

(1) La figure de l'espace occupé par la matité à laquelle l'hydropéricardie donne lieu est ici portée trop à droite.

12600. N° 3. Matité, résistance au doigt très-marquées correspondant aux muscles sternopubiens ou droits abdominaux. Cette matité a surtout lieu dans les cas de myosthénie (n° 12444), de contractures (n° 12444), de douleurs ou de lésions viscérales, telles que la péritonite (n°s 10477, 10480), la gastrocarcinie (n° 8115); ces dernières circonstances rendent la diagnose difficile à cause de l'obstacle que présentent à la palpation et au plessimétrisme profonds les muscles contractés (n° 12444).

12601. N° 5. Matité légère et résistance au doigt dues à la présence de la rate.

12602. N° 6. Matité absolue, défaut complet d'élasticité, en rapport avec des matières liquides ou des aliments existants dans les intestins grêles, ainsi qu'on le voit dans l'hydrentérorrhée (n° 8055), l'iléosténosie (n° 7423), etc. Cette matité est moins absolue et moins régulièrement circonscrite que dans les cas où il s'agit de la vessie pleine d'urine.

N° 7. Sonorité, élasticité extrêmes en rapport avec la présence du cœcum et des colons remplis de gaz (aérentérasie), (n° 7506) et entourant l'intestin grêle.

N° 8. Matité absolue, défaut complet d'élasticité existant profondément à la partie antérieure et supérieure de la cuisse et dans la profondeur de la région iliaque gauche. Ces caractères correspondent à une ethmopyoïe (n°s 10637, etc.) de source ostéopathique (n°s 12494, etc.). Par la percussion superficielle pratiquée sur l'abcès, on obtient des sons plus clairs, et l'on éprouve un sentiment d'élasticité plus marquée, en rapport avec la présence des parties situées en dehors de l'ethmopyoïe.

PLANCHE XIX.

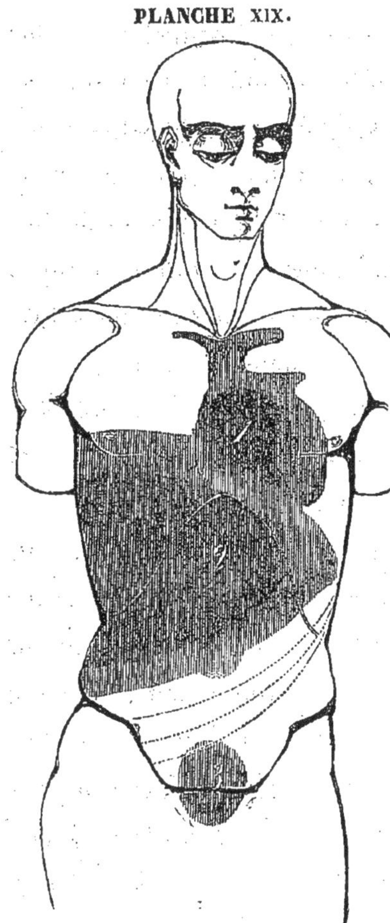

Figures plessimétriques en rapport avec diverses lésions du cœur, du foie et de la vessie.

12603. N° 1. Matité, résistance au doigt très-marquées, existant dans une grande étendue de la région du cœur et correspondant, soit à une cardiomégalie ou hypercardiotrophie (augmentation dans le volume du cœur) (n° 1770), soit à une cardiectasie ou cardiasie (dilatation du cœur) (n° 5719), sait enfin à une hypertrophie cardiectasique (augmentation de volume avec dilatation du cœur) (n° 1754). Dans ces deux derniers cas, la forme de l'espace qui correspond à la pointe du cœur est plus arrondie que dans le premier, et, sous l'influence des saignées considérables ou d'une forte entérorrhée déterminée promptement par des purgatifs, le volume du cœur diminue très-promptement, ce qui n'a pas lieu dans l'hypercardiotrophie. Dans cette figure, la teinte moins foncée, dans la partie droite du cœur, est en rapport avec l'oreillette droite non dilatée; la nuance moins marquée à gauche dans la figure du cœur correspond à la sonorité que donne la lame du poumon peu épaisse qui recouvre cet organe (n° 1719). L'aorte est ici représentée dans un état de dilatation (aortasie).

12604. N° 2. Matité très-considérable, résistance au doigt très-marquée, existant dans une étendue très-considérable de l'hypochondre droit, de l'épigastre, de l'hypochondre gauche et en rapport avec une hypertrophie hépatique (n° 8409), une hépatêmie (n° 8472), une cholihépatasie (dilatation du foie par la bile, n°s 8447, etc.), une hétérotrophie hépatique (n° 8562) due à des phymies (n°8600), à des carcinies (n°8594)—dans l'hypertrophie, dans les hétérotrophies hépatiques, les saignées, les purgatifs diminuent fort peu et très-lentement le volume du foie, tandis que dans l'hépatémie, le contraire a lieu ;—dans la cholihépatasie les émétiques, les purgatifs font très-promptement décroître l'organe hépatique. —Dans la cholihépatasie, suite d'une cholédosténosie (rétrécissement du conduit cholédoque), la vésicule du fiel est plus dilatée que cela n'est indiqué dans cette figure, etc. (n° 8442), les lignes existant au-dessous de la figure du foie indiquent les augmentations de volume dont cet organe est susceptible.

12605. N° 3. Matité absolue, défaut absolu d'élasticité en rapport avec la présence de la vessie distendue par une quantité médiocre d'urine (urocysturasie) (n° 9402). Cette matité existe quand on percute, et superficiellement et profondément ; elle est très-nettement limitée. On la trouve dans un espace dont la forme est allongée de haut en bas. Dans l'utérasie (dilalation de l'utérus) au contraire, la figure plessimétrique est arrondie, présente une matité moins prononcée; elle est plus profondément placée dans le bassin et vers les bords, et est plus entourée d'une sonorité superficielle ; celle-ci est produite par la présence des intestins pleins de gaz qui se trouvent situés entre les parois et la circonférence de la tumeur. Dans la scorentérasie du jéjunum et de l'iléon (pl. 17), la circonscription de la matité est moins nette et la matité moins absolue que dans les cas précédents.

PLANCHE XX.

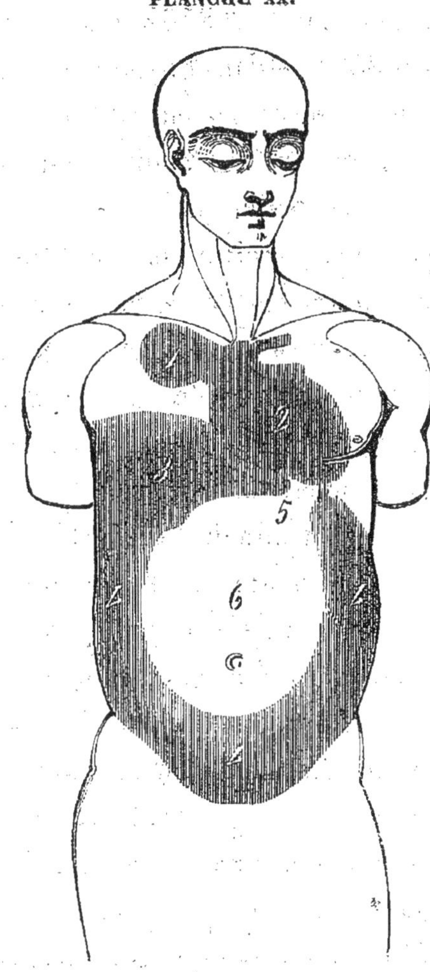

Figures plessimétriques en rapport avec diverses lésions du cœur, de l'aorte, du tronc brachio-céphalique et du péritoine.

12606. N° 1. Matité, résistance au doigt dans un espace arrondi, limité et très-nettement circonscrit, espace dans lequel des battements simples ou doubles, isochrones aux pulsations du cœur, se font entendre. Cette matité, d'ailleurs très-prononcée, est en rapport avec une ectasie de l'aorte (n° 2238) ou du tronc brachio-céphalique (n° 2378). Elle est continue à gauche avec celle des gros vaisseaux. Dans les premiers temps du mal, de la sonorité et de l'élasticité se rencontrent encore par le plessimétrisme superficiellement pratiqué. Ces caractères correspondent au poumon qui recouvre l'artérocélie (n° 2376). Plus tard, quand l'artérasie (n° 2248) prend du développement, la matité, la résistance au doigt deviennent tout à fait superficielles, et cela a lieu en même temps que les battements se rapprochent de l'oreille et sont plus appréciables au tact. Il est important de distinguer ce cas d'une hémospéie pneumonique (n° 7088) ou d'une pneumosclérosie en contact avec le cœur (n°s 6145, 2255).

12607. N° 2. Matité, résistance au doigt correspondant à un espace où ces caractères limitent le cœur hypertrophié (n° 1770) ou dilaté (cardiectasie) (n° 1719). Ici l'oreillette droite, reconnaissable à moins de matité et au peu de résistance au doigt qu'elle présente, est largement dilatée (n° 1720), et l'espace situé entre le cœur et la crosse aortique est sensiblement diminué.

12608. N° 3. Matité, résistance au doigt en rapport avec la présence du foie, qui est refoulé du bas en haut (n° 8369) par suite de l'existence d'une hydropéritonie (n° 10365).

12609. N° 4. Résultats du plessimétrisme dans l'hydropéritonie (n° 10365), alors que le malade est couché sur le dos. On trouve une matité absolue, un défaut complet d'élasticité à la partie la plus déclive, et ces caractères deviennent d'autant moins marqués qu'on les examine dans des couches plus supérieures. Une transition marquée par la percussion superficielle existe entre le son clair et l'élasticité que l'angibrôme plein de gaz présente. C'est sur une ligne de niveau que la transition dont il s'agit a lieu. On obtient le déplacement de la matité, de la sonorité et de la ligne de niveau, et cela en raison des diverses positions dans lesquelles on fait placer le malade (n° 10372). S'il arrive que sur les points où l'on percute les parties supérieures de l'épanchement (au n° 4, par exemple), on déprime fortement le plessimètre, on obtient un son clair et de l'élasticité en rapport avec les intestins profondément placés au-dessous du liquide. Dans cette figure, le foie et le cœur sont refoulés; il y a en un mot épidiaphratopie (n° 3979). Les caractères plessimétriques précédents ont lieu dans l'hydropéritonie (n° 10365), dans l'hydrêmopéritonie (n° 10365); dans l'hydro et la pyopéritonite (n° 18477), dans la phymopéritonie (n° 10565) et dans les autres cas d'épanchements abdominaux libres.

12610. N° 5. Sonorité, élasticité extrêmes en rapport avec la présence, sur ce point de l'estomac, des gros intestins remplis d'une grande quantité de gaz.

12611. N° 6. Sonorité, élasticité très-marquées en rapport avec la présence de l'angibrôme qui surnage; cette exagération de sonorité est due au déplacement des gaz par en haut, refoulés qu'ils sont par la pression des liquides accumulés par en bas (n° 10372).

PLANCHE XXI.

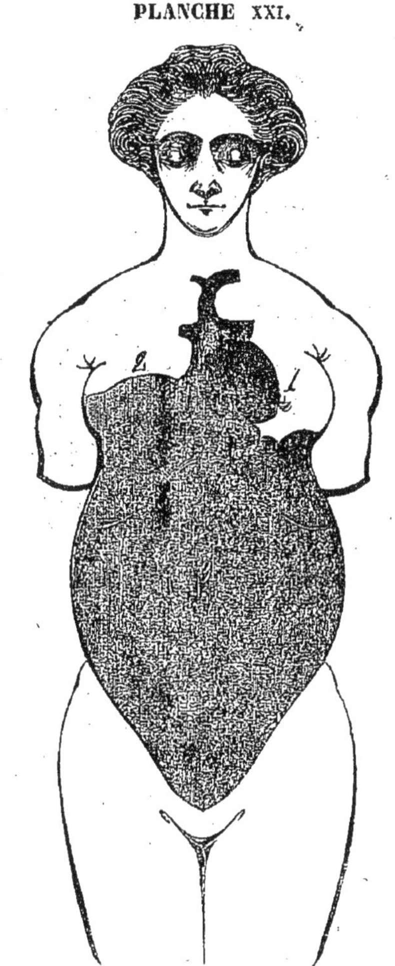

Figures plessimétriques en rapport avec diverses lésions du péritoine.

12612. Nos 1 et 2. Caractères plessimétriques que présentent le cœur, les gros vaisseaux et le foie dans les cas de refoulement de ces parties par un épanchement abdominal hydro, hydrêmo, hémo, phymhydropéritonie, etc. (nos 10365, 10477, 10565). Ces organes sont très-rapprochés des clavicules; le foie ne se retrouve que bien au-dessus du rebord costal. La présence de l'épanchement n'empêche pas de distinguer le bord inférieur du foie.

12613. N° 3. — Matité absolue dans toute l'étendue de l'abdomen en rapport avec l'accumulation d'une quantité très-considérable de sérosité (n° 10378), de sérosité sanguinolente (n° 10463), de sang (n° 10557), de pus (n° 10496). Le mésentère, dans le cas représenté, est trop court et l'épanchement trop considérable pour permettre aux intestins de se rapprocher de la paroi antérieure de l'abdomen ; les teintes grises qui existent sur la région antérieure du ventre sont en rapport avec les points où l'angibrôme est voisin des parois, et où l'on trouve, lorsque l'on percute sur le plessimètre avec force l'enveloppe abdominale, une sonorité et une élasticité que donnent les intestins ou l'estomac pleins de gaz. Il est très-utile, alors que l'on veut pratiquer dans l'hydropéritonie la ponction abdominale, de tenir compte de ce moyen de savoir si l'angibrôme ne se rencontre pas sur le lieu où cette opération doit être faite (n° **10488**), quelle que soit la position du corps, on trouve toujours, dans les circonstances précédentes, la matité sur toute l'étendue de l'abdomen. Dans des cas où le liquide est en proportion un peu moins grande, on obtient en haut et vers l'épigastre plus de sonorité et d'élasticité qu'ailleurs, et cela à cause de la présence, dans cet endroit, de l'estomac ou du colon remplis de fluides élastiques.

N° 4. Matité très-marquée en rapport avec la présence de la rate sur le point où elle se trouve placée. L'épanchement n'empêche pas de circonscrire cet organe; mais il faut, pour bien en constater la présence, faire coucher le malade sur le côté droit. L'importance de cet examen est très-grande, attendu que dans bien des cas la splénopathie cause l'hydropéritonie (n° **10378**), et qu'en remédiant à l'une, l'autre se dissipe (n^os^ **8987, 9174, 10431**, etc.).

PLANCHE XXII.

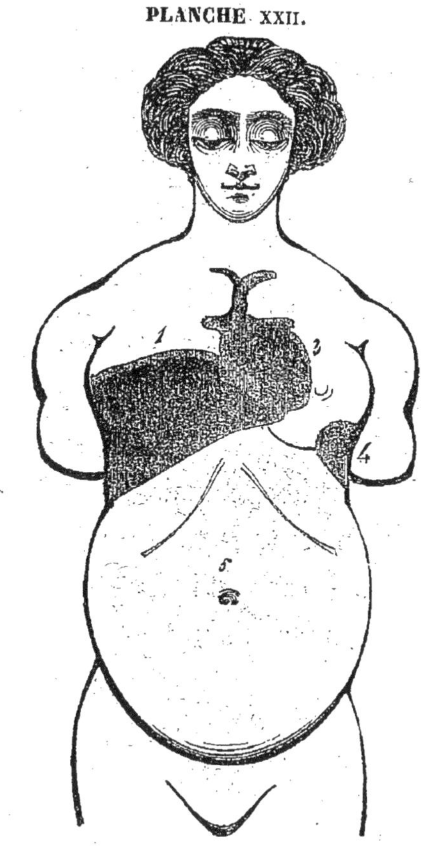

Figures plessimétriques en rapport soit avec la dilatation par des gaz du tube digestif ou du péritoine; soit avec l'épidiaphratopie ou refoulement du diaphragme vers le thorax.

12614. N°s 1, 3, 4. Résultats pléssimétriques que donnent le foie, le cœur, la rate, les poumons, alors qu'ils sont refoulés en haut à la suite de la distension de l'angibrôme ou du péritoine par des gaz (épidiaphratopie de cause aérentérasique) (n°s 3979, 7506, etc.).

12615. N° 5. Sonorité, élasticité extrêmes obtenues par la percussion superficielle ou profonde et dans toute l'étendue de l'abdomen, qui, dans ce cas, est très-arrondi et très-saillant. De tels caractères plessimétriques se prononcent : dans l'aérangibromasie (n°s 3339, 7506, etc.); dans les cas où après une enterotrésie (perforation de l'intestin), une grande quantité de gaz s'accumule dans le péritoine. Dans une telle aéropéritonasie (n°s 10452, 10537) le son et l'élasticité sont, sur tous les points du ventre, à peu près identiques, tandis que dans l'angibrômasie aérique, souvent ils varient sur divers points de l'abdomen, et cela en raison de la capacité des viscères et du degré d'accumulation des liquides ou des matières que parfois en rencontre dans telle ou telle partie du tube alimentaire. On remarquera, dans les cas précédents, que les caractères plessimétriques de la présence des gaz sont obtenus même au-dessus du rebord costal. Quand la vessie ou la matrice sont pleines, l'une d'urine, l'autre de produits solides ou liquides, la matité et le défaut d'élasticité se trouvent dans un espace limité et qui correspond aux régions où ces organes sont placés.

PLANCHE XXIII.

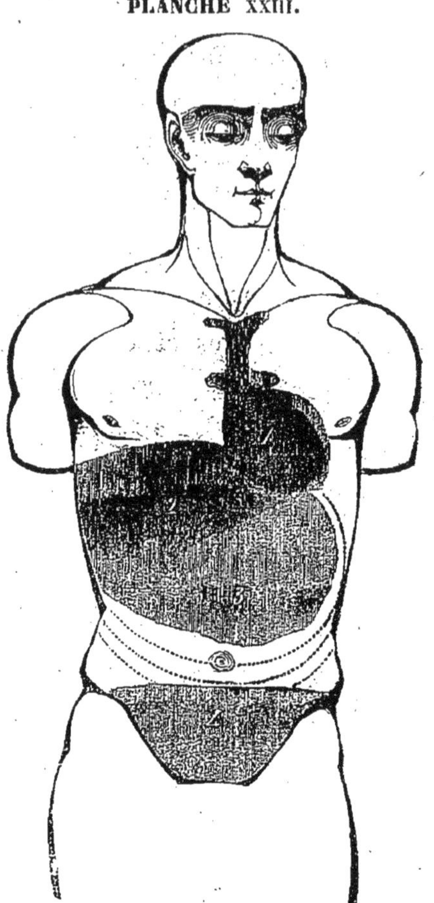

Figures plessimétriques en rapport avec diverses lésions du cœur, de l'estomac et du péritoine.

12616. N°.1 Matité, résistance au doigt en rapport avec une hypertrophie légère ou une dilatation du cœur (nos 1770, 1719).

12617. N° 2. Matité, résistance au doigt en rapport avec la présence du foie dans un cas où l'estomac est distendu par des aliments ou par des liquides. Ordinairement, on parvient à limiter très-exactement le bord inférieur du foie au moyen de la nuance de matité qu'il donne et qui est différente de celle de l'estomac rempli de liquides. On peut même distinguer aussi les points qui correspondent à la vésicule du fiel dilatée (nos 8394, 8460). Pour obtenir plus facilement ces limitations d'organes, il est utile de faire coucher le malade sur le côté gauche afin que les gaz contenus dans l'estomac s'élèvent vers les points où le foie et la cystichole sont placés (nos 3394, 8398, 8460); les teintes grises qu'offre la figure du foie correspondent aux espaces où le poumon droit recouvre l'organe hépatique (n° 8378).

12618. N° 3. L'estomac distendu par des aliments ou des liquides (brômogastrasie, hydrogastrasie) ne contenant pas de gaz est reconnaissable par la matité et le défaut absolu d'élasticité qu'il présente (n° 7505). Le malade étant supposé debout, les teintes noires sont plus foncées par en bas à cause de la plus grande quantité de liquide qui se rencontrent sur ce point et de quelques gaz qui alors sont souvent situés par en haut. Ici, on a simulé une ligne de niveau surmontant la matité inférieure, et cela à l'effet de représenter les cas dans lesquels les liquides contenus dans un estomac plein de gaz présentent une couche supérieure disposée suivant une ligne horizontale. Il est fort utile de tenir compte de l'état de dilatation de l'estomac dont il s'agit : dans la dyspepsie des auteurs ; dans la gastrite (n° 7843), la pylorosténosie (n° 7440) et dans des encéphalies de diverses sortes (n^{os} **11872, 11887**). Les lignes noires et demi-circulaires indiquées au-dessous de la matité gastrique sont en rapport avec des degrés variés d'étendue que peut présenter l'espace occupé par l'estomac que distendent des liquides (n°s 7424, 7502).

12619. N° 4. Matité absolue, défaut d'élasticité par en bas (ces phénomènes sont moins marqués dans des couches supérieures) ; ligne de niveau surmontant l'épanchement ; ces caractères sont en rapport avec une hydropéritonie. Le liquide se déplace en raison du changement de position du malade (n° **10372**). Quand le corps de celui-ci est incliné à droite ou à gauche, la matité se rencontre par en bas et vers les points sur lesquels ce corps repose, et une ligne supérieure de niveau surmonte l'espace où elle a lieu (n°s 7425, 7505).

PLANCHE XXIV.

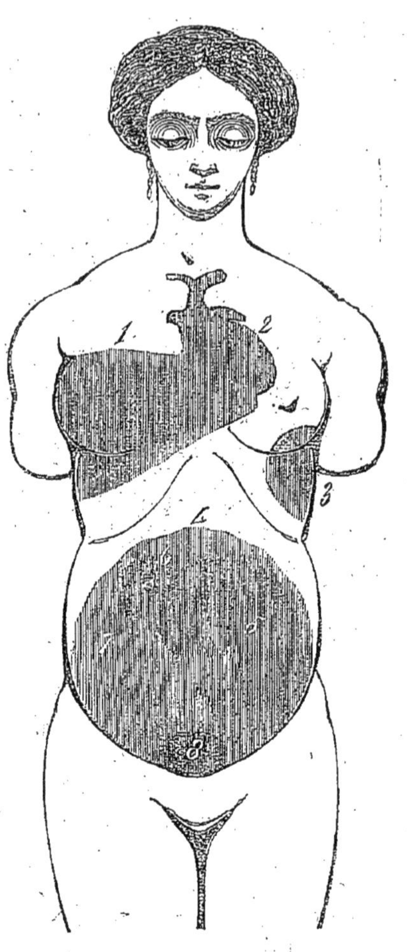

Figures plessimétriques en rapport avec divers états du foie, du cœur, de la rate et de l'utérus.

12620. N° 1. Figure plessimétrique du foie refoulé au dessus du rebord costal (n° 3879) par suite du développement de l'utérus dans l'embryutérisme ou grossesse (n° 9993).

N° 2. Dessin plessimétrique du cœur refoulé en haut par suite de la même cause (n° 1525).

12621. N° 3. Matité très-marquée au doigt, défaut d'élasticité existant dans un espace où la rate, augmentée de volume, se trouve placée (n° 8748).

12622. N° 4. Sonorité, élasticité très-développées, en rapport avec la présence de l'estomac et de l'intestin distendus par des fluides élastiques (n° 7505), et refoulés par en haut à la suite de l'embryutérisme ou grossesse (n° 9993).

12623. N°s 5, 6, 7, 8. Matité absolue, sur certains points résistance au doigt, existant dans un espace étendu et arrondi en rapport avec la présence de l'utérus développé par le produit de la conception (n° 9993); au pourtour du lieu où cette matité se trouve, par en haut et sur les côtés, existent superficiellement de la sonorité et de l'élasticité en rapport avec la présence d'anses intestinales entre la circonférence de l'organe et les parois abdominales.

12624. N° 5. Matité, résistance au doigt, plus marquées dans un espace dont la forme et les rapports sont ceux que l'enfant présente dans la première position de la tête, occipito-cotyloïdienne gauche. Il est bien plus facile que l'on ne pourrait d'abord le croire de limiter la figure du corps de l'enfant (n° 9993).

12625. N°s 6 et 7. Matité, résistance au doigt extrêmement marquées, existant dans des espaces très-limités et en rapport avec la présence des pieds de l'enfant. Souvent, quelques moments après avoir constaté la présence des endroits mats dont il s'agit, il y a un déplacement rapide des parties mates, et ce déplacement est la conséquence de quelque mouvement du fœtus (n° 9992).

12626. N°. 8. Dans quelques cas, en déprimant fortement l'abdomen par en bas et vers le bassin, on trouve une grande dureté, une résistance au doigt très-grandes, en rapport avec la présence de la tête du fœtus que l'on parvient à circonscrire (n° 9992).

12627. La figure 5, 6, 7, 8 se rapporterait aussi à une vaste ovarocélie (tumeur de l'ovaire) (n° 10075) qui envahirait une grande étendue de l'abdomen. Seulement, l'espace mat correspondant à l'ovaire affecté ne présente pas ici des nuances de son en rapport avec la présence du fœtus n°s 4, 5, 6, 7, mais bien des nuances variables correspondantes aux diverses altérations de structure que l'ovarocélie peut offrir. Dans cette dernière, il est rare que la matité se rencontre au milieu de l'abdomen, ainsi qu'il en arrive dans l'embryutérisme. Il suffit de comparer les caractères plessimétriques de telles tumeurs à ceux que donne l'hydropéritonie (n°s 10370, 10372, etc.), pour que toute erreur dans leur diagnose soit facilement évitée.

PLANCHE XXV.

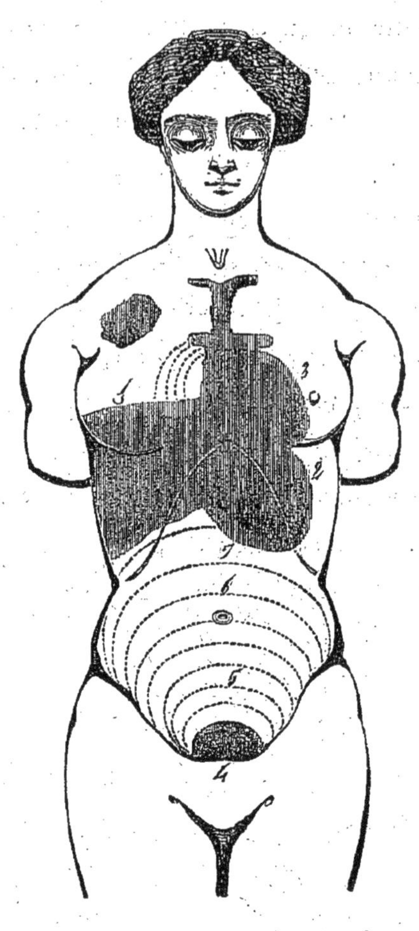

Figures plessimétriques en rapport avec diverses affections du foie ou du cœur, et avec différents degrés dans le développement, soit de l'utérus, soit de tumeurs abdominales.

12628. N° 3. Résultats plessimétriques en rapport avec une augmentation dans le volume du cœur (cardiomégalie hypercardiotrophie, cardiectasie) (nos 1632, 1719, 1770). Les lignes ponctuées et situées au-dessus de la figure du foie (n° 1) indiquent le degré de développement dont l'oreillette droite est susceptible, et qui est reconnaissable à la légère matité ou obscurité de son, à la diminution d'élasticité que l'on obtient par le plessimétrisme profondément pratiqué sur les points où correspond cette oreillette. Il est très-utile de tenir compte de la cardiectasie auriculaire et des caractères plessimétriques qui les constatent, et cela est surtout vrai dans les cas où la circulation est gênée et où la respiration pulmonaire (pneumonêmisme) se fait mal : angiairaphrosie (nos 1948, 5960), bronchemphraxie (nos 5808, 5809, 5818), bronchosténosie (n° 5808), pneumonêmie (nos 6756, 6849), épidiaphratopie (n° 3977), cardiosténosies (nos 1623, etc.). L'étendue de l'espace où l'on trouve l'oreillette droite donne souvent la mesure du degré de l'hypoxêmie (asphyxie incomplète) (n° 3943).

12629. N° 2. Matité, résistance au doigt que le foie présente dans une étendue considérable, et qui existent aussi dans une vaste surface de l'hypochondre gauche. La forme générale du foie est ici singulièrement altérée, et la partie gauche de cet organe a acquis un très-grand développement. Celui-ci est parfois porté à ce point que la glande hépatique touche à la rate, et que l'on ne parvient à distinguer ces viscères qu'en circonscrivant, avec le plus grand soin, à l'aide du plessimétrisme, et en quelque sorte millimètre par millimètre, tous les points de la circonférence de ces parties. La forme du foie, indiquée dans la figure 3, se retrouve dans les hémies (n°s 8464, 8472); les phlegmasies (n° 8465); les pyies (n° 8468); les phymies (n°s 8526, 8601); les carcinies (n° 8594); les hydatidies (n° 8615), etc., ayant leur siége dans la région gauche du foie. Cette figure se rencontre aussi dans les cas où il existe quelque obstacle au cours de la bile dans la branche gauche du conduit hépatique, d'où résultent une cholihépatémie et une hépatite (n° 8465).

12630. N° 4. Matité, dureté au doigt existant dans un espace arrondi par en haut et occupant l'hypogastre et la région pubienne. Cette matité correspond à l'utérus, distendu par le produit de la conception ou à toute tumeur solide développée dans le bas-ventre, tumeur dont la forme serait arrondie, et qui serait située sur la ligne médiane. Ici il s'agit d'un embryutérisme (n° 9985) parvenu au troisième mois. Les teintes plus claires que l'on remarque par en haut sur la circonférence de la tumeur correspondent aux points où l'intestin, plein de gaz, est situé entre l'utérus et les parois. Cet intestin est quelquefois si sonore, et l'utérus est si profondément placé, qu'il faut très-fortement déprimer les parois avec le plessimètre pour apprécier la matité utérine.

12631. N°s 5, 6, 7. Lignes ponctuées indiquant les dimensions successivement plus grandes que présente l'espace occupé par la matité utérine aux 4me, 5me, 6me, 7me, 8me et 9me mois de la grossesse. On remarquera que la forme de ces espaces mats est en général assez large d'un côté à l'autre, tandis que dans l'urocysturasie (n° 9402) la forme des points occupés par la matité est plus ovoïde, et que la masse d'intestins, donnant lieu à un son clair et à de l'élasticité, est moins considérable par en haut et sépare moins l'organe d'avec les parois abdominales (planche XVII).

12632. N° 1. L'aorte, sa crosse, le cœur, reconnaissables à la matité qu'ils présentent, et fortement déjetés à gauche par suite du grand développement qu'a pris le côté droit du thorax : dans l'aéropleurie à droite (n° 7274), et dans l'aéropneumonasie (n° 6779). Dans ces deux cas le thorax à droite donne lieu, dans toute son étendue, à une extrême sonorité et à une élasticité très-marquées, représentées par le défaut absolu de teinte sur l'espace de la poitrine correspondant au côté droit dilaté. Le même refoulement du cœur et des vaisseaux à gauche a lieu dans l'hydro, la pyopleurie (nos 7249, 7305) existant à droite ; mais ici on le trouve de ce côté, et on rencontre à la place des sons clairs, une matité absolue en rapport avec la présence des épanchements pleuriques.

PLANCHE XXVI.

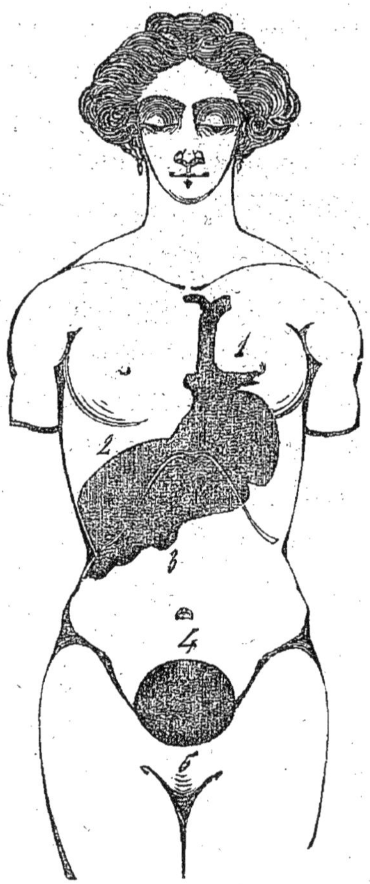

Figures plessimétriques en rapport avec diverses lésions du poumon droit, du cœur, des gros vaisseaux et des organes situés dans l'hypogastre.

12633. N° 2. Déviation du foie, reconnaissable à sa matité circonscrite, et due à la distension de la plèvre par un épanchement (n° 7249). L'organe hépatique est ici abaissé au-dessous du rebord des côtes, et son anomotopie (déplacement) est telle que son extrémité droite est abaissée par rapport à la gauche ; c'est le contraire de ce qui a lieu dans l'hydropéricardie (n° 1940). Quand, dans d'autres cas, l'angibrôme est très-distendu par des gaz, quelques portions de l'intestin, et surtout le colon, se placent entre le foie et les parois abdominales, ce qui rend très-difficile la limitation plessimétrique de cet organe. Pour remédier à cet inconvénient, il faut, dans l'intention que le foie se rapproche des côtes, faire coucher le malade sur le côté droit et fortement déprimer les parois par le plessimètre, à l'effet de percuter, autant que possible, sur la glande hépatique elle-même.

12634. N° 3. Abaissement du foie au-dessous du rebord costal (n° 8370).

12635. N° 4. Développement de l'utérus : soit vers le quatrième mois de l'embryutérisme (n° 9981), soit lors de la distension de cet organe après l'accouchement (n° 10010), par du sang, ou dans les cas de diverses utérocélies (n° 10008), ou de toute autre tumeur hypogastrique solide ou liquide (n° 10071) ayant le même volume.

PLANCHE XXVII.

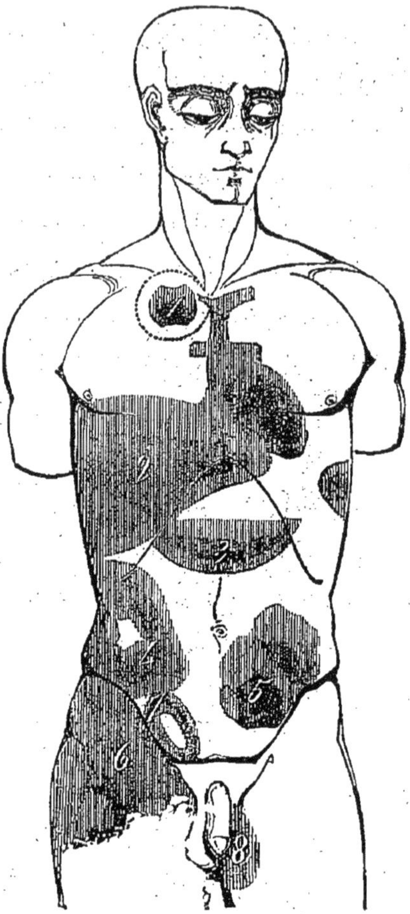

Figures plessimetriques en rapport avec des lésions variées de divers organes.

12636. N° 1. Matité, résistance au doigt dans un espace arrondi et nettement circonscrit existant dans le côté droit de la poitrine et près de la première pièce du sternum ; l'espace dont il s'agit fait suite à celui où l'on rencontre la matité de l'aorte et des gros vaisseaux. Ces caractères plessimétriques sont en rapport avec une artérasie brachio-céphalique (n° 2378) ou avec une aortasie (n° 2243). Bien entendu que superficiellement sur les mêmes points on peut quelquefois constater de la sonorité et de l'élasticité dues à la présence d'une lame plus ou moins épaisse de poumon recouvrant la tumeur. Celle-ci fait entendre par l'auscultation des bruits simples, doubles ou de souffle, et elle donne souvent à la palpation des battements plus ou moins forts isochrones aux battements du cœur (n° 2239). Il est souvent fort difficile de distinguer par le plessimétrisme le cas précédent de phymocélies ou de toute autre tumeur touchant au cœur et aux gros vaisseaux (n° 7086).

12637. N° 2. Le foie, dans cette figure, est très-exactement représenté par des teintes peu foncées et décroissantes. Les nuances de sonorité que l'on obtient superficiellement en haut, profondément en bas, correspondent : l'une au poumon recouvrant le foie, l'autre à l'intestin ou à l'estomac pleins de gaz et situés au-dessous d'une lame de tissu hépatique s'amincissant successivement par en bas.

12638. N° 3. L'estomac est représenté ici à moitié rempli de gaz et de liquides, et le malade est supposé se trouver placé dans la position verticale. Par en haut existe une ligne de niveau sur laquelle et un peu au-dessus comme un peu au-dessous de laquelle se fait ordinairement entendre le bruit hydraérique. Au-dessus se rencontre une grande sonorité et une élasticité marquées ; au-dessous de cette même ligne existe de la matité absolue dont le caractère est d'autant plus tranché que l'on examine des couches de liquides plus inférieurement placées ; plus bas l'estomac peut être nettement circonscrit au moyen de la matité dont il s'agit. Au-dessous de l'espace occupé par celle-ci, on constate des caractères plessimétriques en rapport avec les intestins plus ou moins remplis de gaz. En changeant la position du malade, les espaces occupés, soit par le niveau, soit par la matité ou par la sonorité, ne sont plus les mêmes, et ce changement se manifeste dans la circonscription du lieu occupé par l'estomac.

12639. N° 4. Matité absolue, défaut complet d'élasticité en rapport avec la présence de matières abondamment contenues dans le cœcum (scorentérasie, hydroscorentérasie, etc.) (n°s 7505, 7560, 7589, etc.). L'espace blanc que l'on observe au centre indique : la sonorité, l'élasticité, ainsi que le bruit hydraérique qui existent dans l'intestin au-dessus de la matité, alors que ce viscère contient et des liquides et des gaz (n°s 668, 8055). Dans la figure ici représentée, le malade est supposé se trouver couché sur le dos.

12640. N° 5. Matité, dureté, degrés variés de résistance, indiqués par diverses nuances de teinte noire en rapport avec la présence de masses stercorales, ovariques (scorentérasies) (n° 7560), ovarocélies) (n° 10071), ou d'autres tumeurs plus ou moins bien circonscrites et offrant, dans certains cas, une consistance ou une texture qui varie sur divers points de leur étendue.

12641. N° 6. Matité, résistance au doigt, sons plus ou moins secs en rapport avec la présence de l'os iliaque et du fémur.

Vers le tiers supérieur du corps de celui-ci on a représenté par une teinte noire existant dans un large espace fusiforme, une hypertrophie ou une tumeur considérable du corps de l'os (nos 12464, 12465, etc.).

12642. N° 7. Matité absolue, à la partie déclive d'une tumeur inguinale dont le sommet est sonore, élastique, ou qui donne quelquefois lieu au bruit hydraérique (nos 668, 7390), le tout est en rapport avec une ectentérotopie (hernie) de l'aine, dans laquelle se rencontrent des liquides et des gaz (n° 7390).

12643. N° 8. Matité absolue, défaut complet d'élasticité beaucoup plus marqués que les sons mats donnés par le testicule sain, et présentant moins de dureté que les sensations plessimétriques fournies par le squirre. Les caractères dont il s'agit sont en rapport avec l'existence d'une hydrocèle ou hydropéridydimie (n° 3850).

PLANCHE XXVIII.

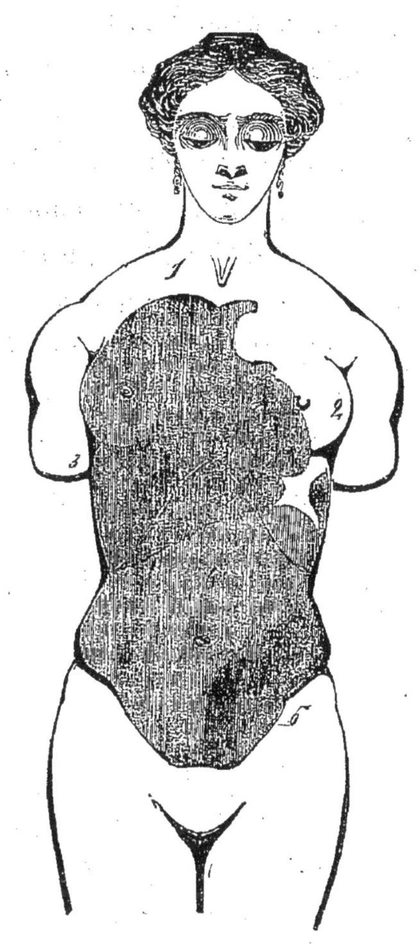

Figures plessimétriques en rapport avec diverses lésions de la plèvre droite, des intestins grêles, du colon et de l'S iliaque.

12644. Le point de la région antérieure supérieure droite de la poitrine où est placé le n° 1, est le seul où, dans l'hydropleurie très-considérable (nos 7243, 7249), on trouve une élasticité marquée en rapport avec la présence d'une portion du poumon refoulé en haut et distendu par des gaz (ce qui en augmente la sonorité). Au-dessous toute l'étendue du thorax donne lieu à une matité absolue, à un défaut complet d'élasticité en rapport avec la présence du liquide qui constitue l'épanchement; le cœur est fortement refoulé à gauche (n° 1541) et le foie est porté en bas et au-dessous du rebord costal (n° 3870). Dans l'hydropleurie, il est utile, sous le rapport de la diagnose et des opérations que l'on pourrait vouloir faire, de tenir compte de ces anomotopies.

12645. N° 4. Matité légère, défaut d'élasticité, sensation de mollesse en rapport avec la présence de l'estomac et des intestins grêles vides de gaz et de matières ou ne contenant de celles-ci qu'une faible proportion, ainsi qu'il en arrive à la suite de l'hydrentérorrhée indoïosique (cholérique) (n° 8945) dans les sténosies du cardia (n° 7426) portées à un tel point que les liquides et les fluides élastiques ne peuvent traverser l'orifice supérieur de l'estomac

12646. N° 5. Matité absolue, défaut complet d'élasticité existant dans un espace qui correspond exactement à la présence du colon descendant et de l'S iliaque remplis l'un et l'autre d'une grande proportion de matières plus ou moins fluides. Si dans ces intestins, des gaz se trouvaient mêlés à des liquides, on y obtiendrait le bruit hydraérique. Il est infiniment utile de tenir compte de cette matité des gros intestins dans l'hydrentérorrhée (n° 8055), dans l'iléospilosie (n° 7097), dans la colorectite sporadique (n° 7610), ou épidémique (n° 7997), dans l'enterrhagie (n° 7710), etc.

12647. 1° Matité circonscrite due à la présence du corps thyroïde hypertrophié, matité dont le caractère diffère de celui qui est propre aux muscles et aux os du cou. Au centre de l'espace qu'elle occupe, se rencontre de la sonorité et de l'élasticité qui permettent de limiter le larynx, la trachée-artère, et de déterminer leur étendue. Quand le corps thyroïde se prolonge par en bas dans le thorax, l'extension de la matité qui lui est propre fait reconnaître cette disposition et permet de déterminer le degré de mégalie (grosseur, volume augmenté) du corps thyroïde. Ce fait m'a servi à reconnaître pendant la vie diverses lésions organiques et notamment une sténosie de

PLANCHE XXIX.

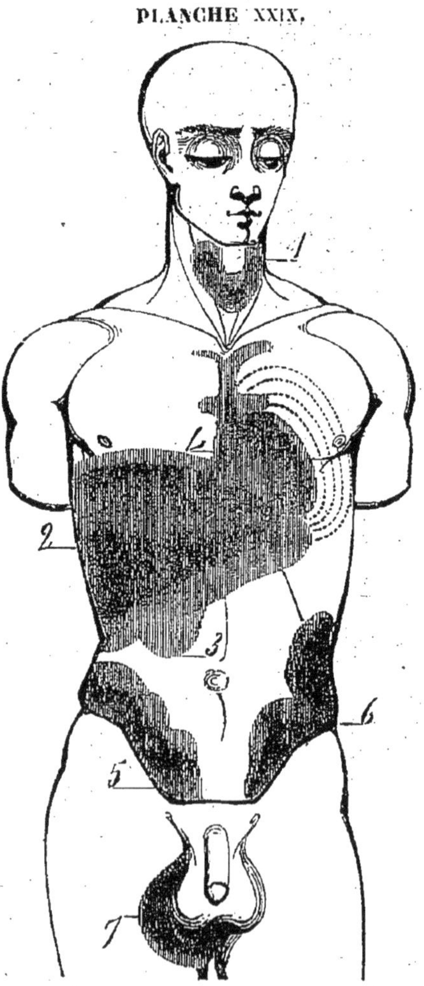

Figures plessimétriques en rapport avec diverses lésions du corps thyroïde, du foie, du cœur, de la cystichole (vésicule du fiel), des gros intestins et des enveloppes des testicules.

la veine cave supérieure, sténosie produite par la compression qu'exerçait le corps thyroïde malade (3441).

12648. N° 2. Hépatomégalie (foie augmenté de volume), reconnaissable à la matité considérable qu'il présente dans une grande étendue de l'hypochondre. Dans cette figure, au-dessous du rebord hépatique se voit la vésicule du fiel dilatée (3) appréciable par l'obscurité de son qu'elle donne, et cela dans un espace assez large et très-nettement circonscrit par les sons que l'on trouve sur l'angibrôme plein de gaz. De tels caractères plessimétriques sont obtenus dans la cholédosténosie (n° 8431), chololithique (n° 8574), phlegmasique (n° 8519), et dans diverses angicholosténosies (n° 8429) ayant eu pour effet des cholostasies (n° 8432) et une hépatomégalie (n° 8409).

12649. N° 4. Cardiomégalie (cœur augmenté de volume). Les lignes ponctuées tracées à gauche du cœur indiquent les divers degrés de développement dont sont susceptibles les ventricules (et surtout le gauche) hypertrophiés (n° 1754), dilatés (n° 1699) etc., degrés reconnaissables : soit à l'obscurité de son ou à la matité, soit à la dureté que ces parties présentent.

12650. N°s 5 et 6. Matité absolue, défaut complet d'élasticité appréciables dans les flancs et les côtés de l'hypogastre en rapport avec la présence dans le cœcum et les colons d'une grande quantité de scores ou fèces liquides (n° 7560), de mucosités (n° 8055), de sang (n°s 7710, 7731), etc. La circonscription de l'espace mat permet de reconnaître la présence, la forme et le volume des intestins distendus.

12651. N° 7. Sonorité, élasticité très-marquée du scrotum en rapport avec la présence de fluides élastiques contenus soit dans le périd idyme, soit dans un intestin hernié et parvenu dans les bourses, soit dans le tissu cellulaire scrotal (n°s 7390, 9846, 9850, 10637, 7673). Les teintes noires de la partie déclive du scrotum sont en rapport avec la présence de matières qui dans les entérocélies scrotales s'accumulent parfois par en bas et dont la couche supérieure est quelquefois ainsi disposée suivant une ligne de niveau; dans de tels cas, quand des liquides et des gaz sont accumulés dans l'intestin, on peut y entendre le bruit hydraérique.

PLANCHE XXX.

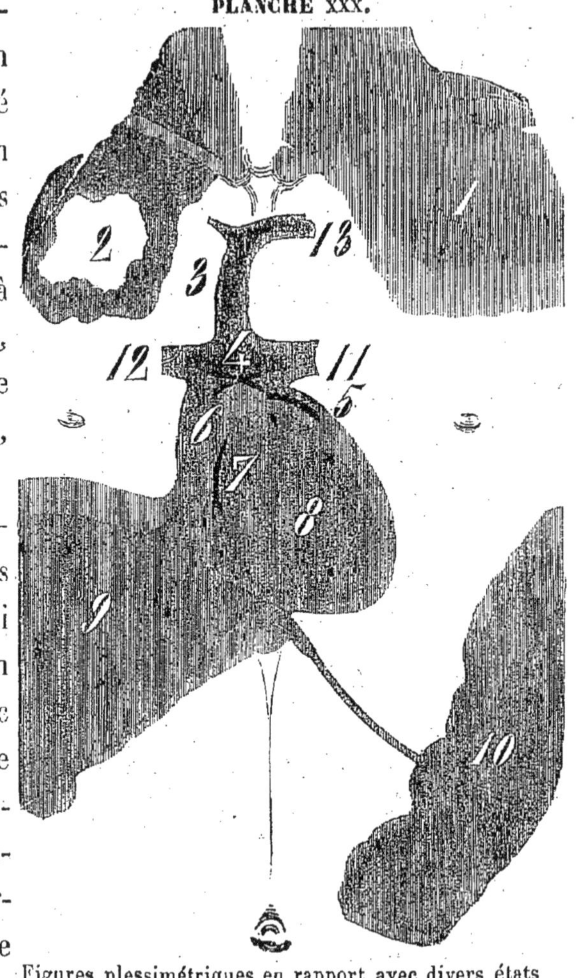

Figures plessimétriques en rapport avec divers états des poumons, du cœur, du foie et de la rate.

12652. N° 1. Obscurité de son et diminution légère dans l'élasticité du sommet du poumon gauche, ainsi qu'on les remarque dans la pneumophymie de ce côté à l'état initial (n° 7086), dans la pneumonémie phlegmasique (n° 6867), etc.

12653. N° 2. Sonorité, élasticité spéciales différentes de celles qui sont propres au poumon sain et en rapport avec une vaste phimospéie (n° 7088). Si des liquides et de l'air s'y trouvaient contenus, et surtout s'il existait une communication avec les bronches, on y rencontrerait le bruit hydraérique. Si en dehors existait de l'induration, on y constaterait superficiellement de la matité et de la résistance au doigt (n° 7088) au-dessus des clavicules; on trouve dans le cas précédent de la dureté et de l'obscurité de son (n° 7086).

12654. N° 3. Matité légère en rapport avec l'aorte (n° 2198) et sur l'étendue de laquelle on trouve les bruits de souffle ou autres qui ont leur siége à l'orifice cardiaortique (nos 2198, 2200 et suivants).

12655. Nos 4, 6, 7, 8. Figure du cœur dans sa totalité.

12656. N° 4. La ligne noire existant le plus près de ce numéro indique les points qui correspondent à l'orifice de la phlébartère (artère pulmonaire), dans le ventricule droit (n° 1632).

12657. N° 5. La ligne noire située près de ce n° 5, indique le point de la surface du cœur qui correspond à l'orifice mitral (n° 1632).

12658. N° 6. La ligne noire la plus voisine de ce n° 6 indique le point de la surface du cœur qui correspond à l'orifice cardio-aortique, orifice qui est situé plus en arrière et un peu plus à gauche que l'orifice de l'artère pulmonaire dans le cœur (n° 1633).

12659. N° 7. La ligne noire voisine de ce n° 7 correspond à l'orifice auriculo-ventriculaire droit et sépare l'oreillette droite du ventricule correspondant (n° 1632). Les bruits produits dans l'orifice aortique (n° 6) se propagent dans le trajet de l'aorte (3). Les bruits dont le siége existe dans l'orifice de la phlébartère dans le cœur sont exclusivement entendus dans l'espace compris entre 11 et 12. Les bruits produits à l'orifice auriculo-ventriculaire droit se retrouvent surtout au-dessous de 7 et 8; ceux qui sont liés à des états pathologiques de l'orifice auriculo-ventriculaire gauche retentissent surtout entre 5, 8 et vers la pointe du cœur.

12660. Nos 3, 4, 11, 12, 13, dessin très-régulier de l'aorte et de sa crosse, de l'artère pulmonaire et de ses deux branches reconnaissables à une matité légère et bien circonscrite dans cette forme. Il faut prendre garde de confondre la matité de la crosse aortique que l'on peut nettement circonscrire, du son obscur des tubercules que l'on ne limite pas dans la même forme et qui s'étend souvent jusqu'à la crosse de l'aorte (n° 7086).

12661. N° 8. Point de la figure du cœur correspondant à la cloison ventriculaire (n° 1632).

12662. Nos 11 et 12. Figure que présentent les artères et les veines pulmonaires donnant lieu près du cœur à une légère obscurité de son (nº 1732).

12663. Nº 9. Matité, résistance au doigt en rapport avec la présence et la limitation du foie. Cette figure montre très-exactement les rapports du cœur et du foie tels que le plessimétrisme les indique (nº 3876).

12664. Nº 10. Matité, résistance au doigt se manifestant dans un espace nettement circonscrit, et dont la forme est en rapport avec une rate dont la configuration est altérée (nº 8732).

12665. Nº 1. Matité légère, obscurité de son, défaut de résistance au doigt, élasticité peu marquée obtenues par la percussion profonde, et en rapport avec la présence de l'angibrôme vide ou contenant peu de gaz et quelques matières. Superficiellement, au contraire, on rencontre sur ces points une sonorité et une élasticité marquées dont le poumon gauche est le siége. Cette matité profonde se dessine dans la forme du diaphragme et en suit la courbure. Il est urgent de tenir compte de cette obscurité de son due aux viscères angibrômiques, et qui est très-distincte de celle de la rate, située plus bas et présentant plus de résistance au doigt; c'est très-récemment que j'ai suffisamment étudié ce fait, et j'en ai dû l'occasion à M. le docteur Cherest, qui pendant longtemps éprouva quelque peine à limiter la rate par en haut. M. Cherest me fit part de ses doutes, que nous levâmes bientôt l'un et l'autre, en percutant avec soin d'une

PLANCHE XXXI.

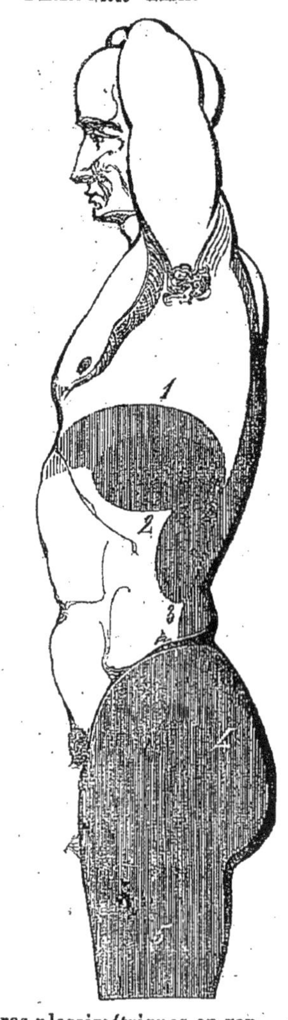

Figures plessimétriques en rapport avec divers états de la rate, des reins et du fémur.

part l'organe splénique, et de l'autre la région de l'angibrôme située entre le diaphragme et les points où la rate commence à correspondre. Le défaut d'attention que j'avais mis à constater la matité de la portion du tube digestif située à gauche, sous le diaphragme au-dessus de la rate, et que beaucoup d'autres ont dû éprouver, a été probablement la cause d'objections plus ou moins futiles qui ont été faites à mes doctrines relatives aux fièvres d'accès (n° 9233), et aux rapports de la rate avec ces affections (n° 8990).

12666. N° 2. Matité, résistance au doigt existant au-dessous de la matité angibrômique obtenue au-dessous du diaphragme, et en rapport avec la présence de la rate. La nuance plus claire, située en haut de la figure de la rate, indique les points sur lesquels une lame de poumon existe en dehors de cet organe. — Les nuances plus noires figurées par en bas, correspondent aux régions dans lesquelles l'organe splénique touche immédiatement aux parois. En bas, il faut percuter sur la rate très-superficiellement, car sans cela on obtiendrait des sons angibrômiques qui pourraient empêcher de bien limiter la rate, ou même d'en reconnaître la présence (n° 8750).

12667. 3. Matité, résistance au doigt en rapport avec la présence et la circonscription du rein gauche légèrement mégalisé (augmenté de volume), et situé peut-être un peu plus haut qu'on ne le trouve habituellement. Dans cette figure on a indiqué les différences de son, de matité, de résistance que l'on rencontre entre les points qui correspondent au rein et ceux qui sont en rapport avec la rate (n°s 9319, 9320, 9321).

12668. N° 4. Matité, résistance au doigt, son très-sec ou ostéique, permettant de limiter, dans un espace circonscrit, le siége et la forme du fragment supérieur du fémur dans une fracture du corps de cet os (12464).

12669. N° 5. Même caractère en rapport avec la présence et la délimitation du fragment inférieur (n° 12470).

PLANCHE XXXII.

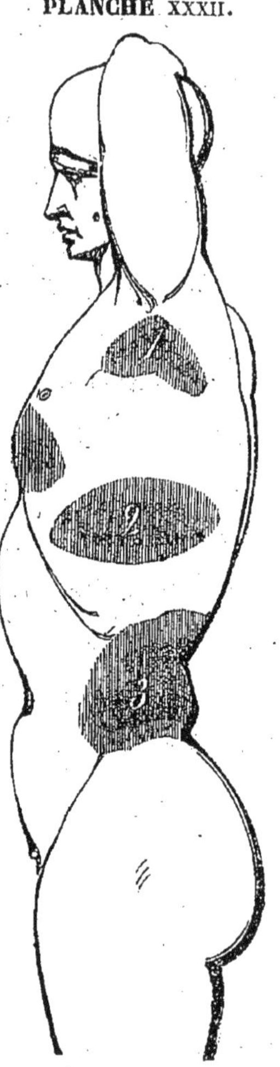

Figures plessimétriques en rapport avec divers états pathologiques du poumon gauche, de la rate et des reins.

12670. N° 1. Matité, résistance au doigt assez nettement circonscrite en rapport soit avec une pneumosclérosie (nos 6870, 7086), phlegmasique (n° 6870), phymique (n° 7686) ou autre ; soit avec une hydropleurite partielle (n° 7299), etc. Ces caractères plessimétriques existent ici au sommet du poumon gauche et dans l'aisselle.

12671. N° 2. Matité, résistance au doigt, correspondant à la rate médiocrement augmentée de volume. Dans cette figure, l'organe splénique est refoulé vers le thorax, ce qui l'éloigne du rein gauche hypertrophié (néphromégalie) (n° 9473).

12672. N° 4. Pointe du cœur voisine de la rate (n° 9720).

12673. N° 3. Matité, résistance au doigt existant dans la région lombaire et dans le flanc gauche en rapport avec la limitation, soit du rein hypertrophié (n° 9473) ou d'une néphropyoïte, soit d'une pyoïe périnéphrique (n° 9480), ou encore de source ostéopathique (n° 10637).

PLANCHE XXXIII.

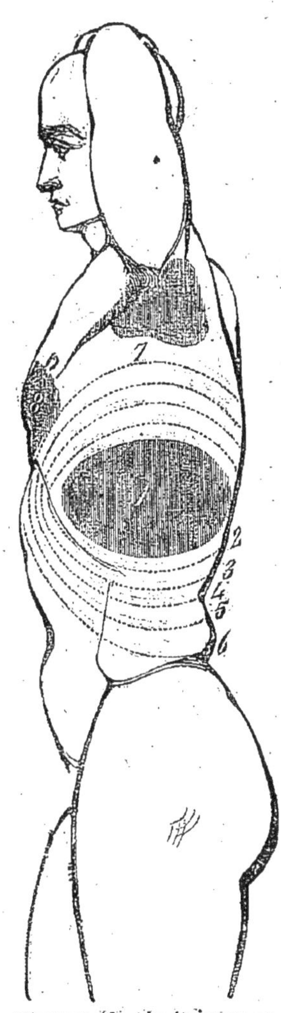

Figures plessimétriques en rapport avec diverses lésions du poumon gauche et de la rate.

12674. N° 1. Matité, résistance au doigt dues à la présence et à la limitation de la rate augmentée de volume (n° 8797).

N°s 2, 3, 4, 5, 6. — Lignes courbes indiquant les divers degrés de dimensions que peut prendre la rate hyperémiée (n° 8797), phlegmasiée (n° 8797), hypertrophiée (n° 8798), hétérotrophiée (n° 8803).

12675. N° 7. Caractères plessimétriques en rapport avec une pneumosclérosie ayant pour siége le sommet du poumon gauche (n° 7088).

PLANCHE XXXIV.

					118	119	120	85	86	87	88	89				
		115	116	117	82	83	84	56	57	58	59		90			
		114	80	81	1	2	3	4	5	6	7	60	61	91		
	113		79	8	9	10	11	12	13	14	15	16	62		92	
	112	78	17	18	19	20	21	22	23	24	25	26	27	63	93	
	111	77	28	29	30	31	32	33	34	35	36	37	38	64	94	
	110		76	39	40	41	42	43	44	45	46	47	48	65	95	
		109		75	49	50	51	52	53	54	55	67	66	96		
			108	107	74	73	72	71	70	69	68		97			
				106	105	104	103	102	101	100	99	98				

Cette figure est destinée à faire voir qu'une augmentation, en apparence légère, dans la circonférence d'un organe, et de la rate en particulier, correspond à un très-grand accroissement dans le volume réel de ces parties.

12676. Chacun des carrés que présente la figure précédente étant supposé avoir la dimension d'un centimètre, il suffit de compter ces carrés pour voir qu'une rate (ou tout autre organe de la même forme) ayant six centimètres dans la dimension verticale, présente cinquante-cinq centimètres de surface. On voit dans la même figure que l'augmentation d'un centimètre de circonférence élève le nombre des centimètres de la surface à quatre-vingt-quatre, ce qui établit la proportion de quatre-vingt-quatre à cinquante-cinq, c'est-à-dire de vingt-neuf centimètres de plus que la première mesure verticale de six centimètres. Si la circonférence est plus grande de deux centimètres, on arrive pour la surface à cent vingt carrés d'un centimètre, ce qui fait près du double de la superficie de l'organe que l'on supposerait n'avoir normalement que six centimètres de haut en bas. On conçoit d'après cela, et surtout en réfléchissant que le viscère examiné augmente de la même façon dans son épaisseur, combien il importe de tenir compte d'un faible accroissement apparent dans le volume de la rate, du foie, etc.

C'est surtout dans les questions relatives à l'état de la rate dans les fièvres d'accès qu'il est important de ne pas oublier ce qui précède. Quiconque ne sait pas percuter d'une manière exacte la rate saine et malade ne peut recueillir les documents propres à élucider cette question qui, en vérité, ne devrait plus être controversée (nos 8910 et suivants ; 8921, 8927, 3933, 8953, 9928, 9233, 9440, 12544, 12545, etc., etc.).

PLANCHE XXXV.

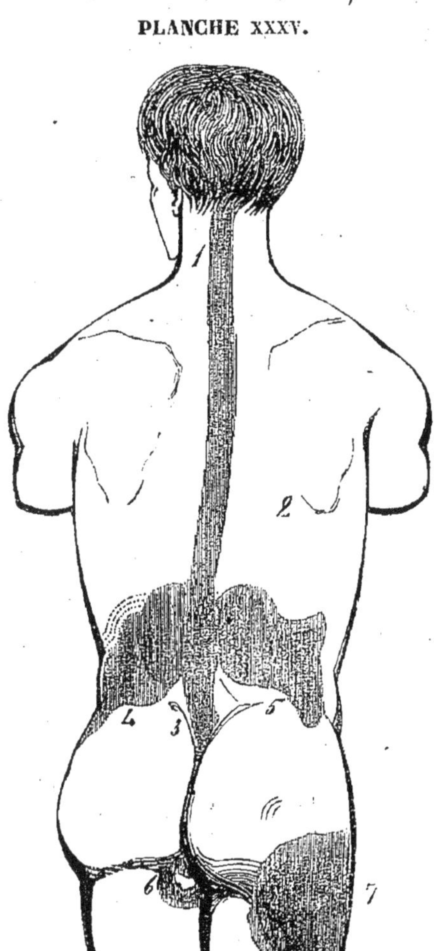

Figures plessimétriques en rapport avec divers états du rachis, du colon, de la région anale et de la cuisse.

12677. Nos 1, 2, 3. Matité, résistance au doigt, sécheresse de son, obtenues par la percussion forte et pratiquée sur le plessimètre profondément appliqué au niveau des points de la gouttière vertébrale. A l'aide de la limitation de l'espace où ces caractères plessimétriques se prononcent, on détermine très-exactement la forme, l'épaisseur, la consistance et les courbures du rachis (nos 12464, 12473).

12678. Nos 4 et 5. Matité, défaut d'élasticité existant en dehors des reins et dans un espace correspondant au siége des colons ascendants et descendants ; ces caractères indiquent, soit la présence de matières liquides contenues dans ces organes, soit celle d'ethmopyoïes ou de toute autre collection de liquides développée dans la même région (nos 7429, 7505, 10230, 10639, etc.). Les lignes ponctuées en dehors de la figure du rein n° 4 indiquent les diverses dimensions que le rein gauche et qu'un abcès peuvent prendre.

12679. N° 6. Matité absolue, défaut absolu d'élasticité existant dans un espace circonscrit autour de l'anus ou sur une partie correspondant à une ethmopyie périrectale (autour du rectum), et contrastant avec le son très-clair et l'élasticité que l'on rencontre sur la région anale, alors que le rectum contient des gaz. L'espace blanc situé au centre des points où la teinte est très-foncée correspond à de l'élasticité et à de la sonorité que l'on obtient ici en percutant légèrement sur le plessimètre superficiellement appliqué, et cela alors que des gaz échappés du rectum sont contenus dans la tumeur. Il m'est arrivé de constater ainsi la présence de tels gaz dans un abcès situé aux environs de l'anus ou dans le scrotum (n° **10630**), et d'en avoir inféré qu'il existait une perforation de l'intestin rectum. L'incision de la tumeur ou la nécroscopie ont vérifié en tous points la diagnose qui avait été portée (n° **12630**). Récemment encore, j'ai observé un fait de ce genre des plus remarquables.

12690. N° 7. Matité absolue, défaut complet d'élasticité correspondant à une ethmopyoïe nettement circonscrite par les sons et par les sensations qu'elle donne. Elle a pour siége la partie externe de la cuisse ; les muscles d'alentour sont plus sonores et plus élastiques ; lorsque la collection purulente est plus profonde, le plessimètre doit ici être porté plus ou moins profondément et la percussion être pratiquée avec plus ou moins de force (n^{os} **12414**, **10636**).

PLANCHE XXXVI.

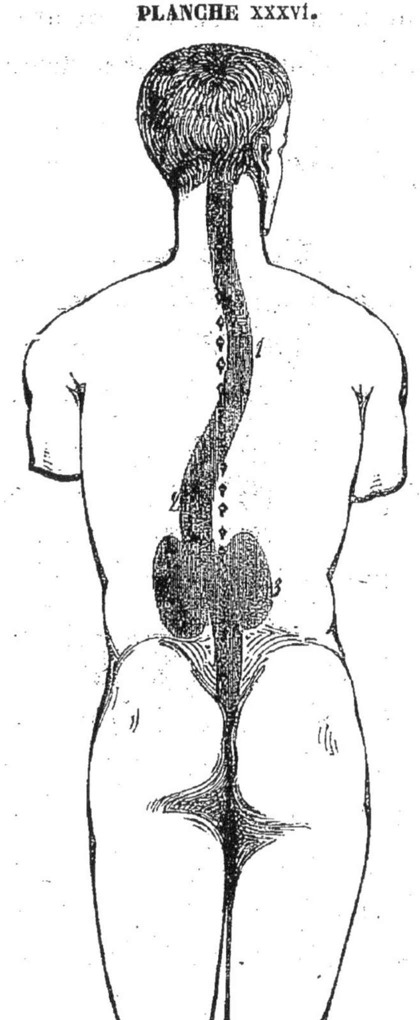

Figure plessimétrique en rapport avec une déviation considérable du rachis constatée par la percussion et existant à un haut degré, bien que les épines soient disposées verticalement.

12691. N° 1. Déviation à droite présentée par le rachis au niveau de la région dorsale et qui, n'étant que l'exagération de la courbure naturelle à la colonne vertébrale, est accompagnée d'une déviation en sens inverse existant à la région lombaire. C'est par la matité circonscrite dessinée au moyen du plessimétrisme (n° 12687) que cet état est reconnu. Ici, les vertèbres sont tordues sur leur axe. Les épines à l'extérieur et sur la ligne médiane en arrière sont situées verticalement et directement les unes au-dessus des autres, de sorte que l'on serait très-disposé, par la simple inspection, à être induit en erreur et à méconnaître l'existence d'une déviation. La ligne ponctuée indique, dans la planche XXXVI, la direction des épines (n° 12475). Il faut attacher beaucoup d'importance à ces résultats plessimétriques parce que, d'une part, ils font reconnaître, dès leur début, les déviations du rachis, et parce que, de l'autre, ils prouvent, au moyen d'expériences très-simples, l'influence très-grande qu'exerce la volonté persévérante bien dirigée sur le redressement de l'épine (n° 12491).

12692. N° 2. Courbure lombaire du rachis, conséquence forcée de la courbure dorsale.

12693. N° 3. Matité, résistance au doigt, différentes de celles qui sont propres à la colonne vertébrale et qui sont en rapport avec les reins, dont le gauche est plus volumineux que le droit (nos 6473, etc.).

12694. Matité, résistance au doigt existant vers la circonférence d'un espace limité, sonore, élastique, occupant la région dorsale et où l'on entendait des ronchus caverneux et de la pectoriloquie. De tels caractères correspondent à des spéies pyoïques, phymiques, nécrosiques. Cette figure, alors très-bien gravée, a déjà été représentée dans le Bulletin clinique (n° 3 et page 54, pl. 2), ainsi que l'eschare gangreneuse à la caverne dont la diagnose et même la limitation pendant la vie et après la mort ont été très-exactes.

PLANCHE XXXVII.

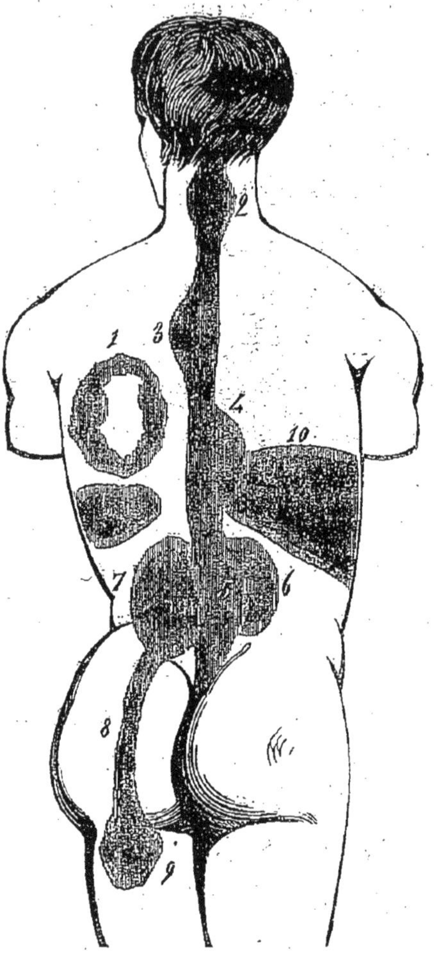

Figures plessimétriques en rapport avec diverses lésions des poumons, du rachis, des reins et des régions lombaires, fessières et crurales.

12695. Nos 2, 3, 4, 5. Matité, résistance au doigt, sécheresse du son obtenues sur les côtés du rachis et dans des espaces de forme variée. Ces caractères et ces formes sont en rapport avec des rachisocélies (nos 12496, 12500), le plus souvent constituées par des rachisophymies (n° 12496) existantes à différentes hauteurs de la colonne vertébrale.

12696. N° 6. Rein droit peu volumineux reconnaissable à la matité qu'il donne (n° 9304) et qui existant dans un espace circonscrit, cette matité est distincte des sons fournis par la colonne vertébrale (n° 12473). Ici le rein est dévié par suite de la tumeur que présente le rachis (n° 12497).

12697. N° 7. Matité absolue, résistance au doigt, existant dans une grande étendue de la région lombaire et en rapport avec une pyoïe ou une pyoïte périnéphrique (n°s 9321, 9452, 9460, etc.), ou avec tout autre abcès existant dans la région lombaire gauche (n° 10637). Au-dessus et à quelque distance se trouve la matité en rapport avec la présence de la rate.

12698. N° 8. Matité absolue située en dehors ou en dedans du bassin, et en rapport avec un vaste trajet fistuleux dans lequel se trouve accumulée une proportion notable de pus ou de tout autre liquide. Plusieurs fois il m'est arrivé d'avoir à tracer pendant la vie des dessins du même genre que celui-ci, seulement ils n'existaient pas exactement sur le lieu qui est ici représenté (n° 12637 et suivants).

12699. N° 9. Mêmes résultats plessimétriques que dans le n° 12698, se constatant dans un espace limité bien circonscrit, et obtenus en appliquant profondément le plessimètre; ces résultats sont en rapport ici avec une pyoïe profonde, due à une fistule dont la source est la région lombaire et le plus souvent des lésions propres aux os qui s'y trouvent placés (pyoïe étiostéique), n°s 10637, 10639).

12700. N° 10. Le foie et un épanchement pleurétique peu abondant, dont la matité est moins marquée et moins sèche (n°s 3876 et suivants) que celle à laquelle donne lieu le rachis percuté (n°s 12464, 12473).

PLANCHE XXXVIII.

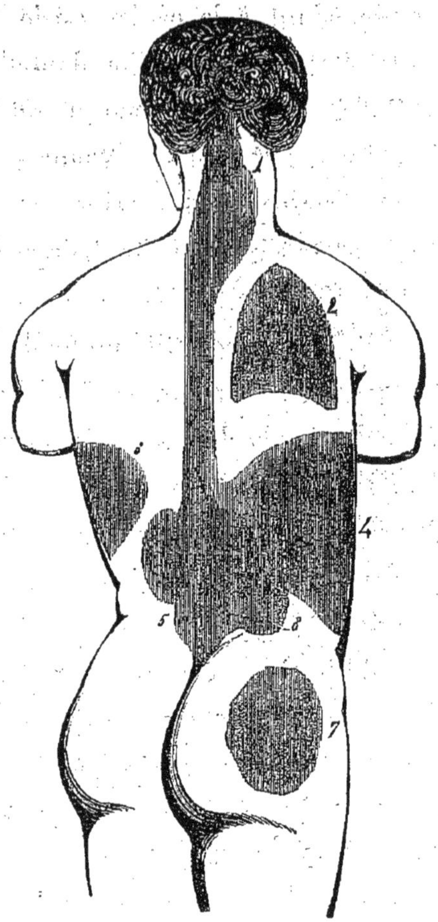

Figures plessimétriques en rapport avec diverses lésions du rachis, du poumon droit, de la rate, du foie, de la région lombaire et de l'intestin grêle.

12701. N° 1. Matité, résistance au doigt, sécheresse de son existant dans un espace nettement limité, faisant saillie du côté droit de la région cervicale et en rapport avec une rachisocélie (n° 12497), et le plus souvent avec une rachisophymie (n° 12496). Ici la colonne est légèrement déviée.

12702. N° 2. Matité très-marquée, résistance au doigt existant par en haut et en arrière dans une grande partie du poumon droit. Cet état se remarque dans la pneumonite scléro-sique (n°s 6870, 6904), dans la pneunophymie (n° 7086), dans l'hydropleurite circonscrite (n°s 7249, 7305); mais dans ce dernier état il n'y plus d'élasticité et la matité est absolue (n° 7249, note du n° 1 de la page 608). Avec de l'habitude on distinguerait à coup sûr la matité pulmonaire de la matité hydropleurique (n°s 6870, 7249).

12703. N° 3. Matité, résistance au doigt se trouvant en arrière et à gauche, dans un espace bien limité et en rapport avec la présence de la rate augmentée de volume (splénomégalie) (n° 8748). Les points supérieurs de cette figure donnent par la percussion superficielle de la sonorité et de l'élasticité qui sont dues à la présence sur ce point d'une lame de poumon (n° 8752).

12704. N° 4. Hépatomégalie considérable vue en arrière et

reconnaissable à une matité très-marquée existant dans un espace correspondant à la région où le foie se trouve placé (n° 8376). Un tel état a souvent lieu dans l'hépatêmie (n° 8472), l'hépatite (n° 8472), l'hépatophymie (n° 8602, etc.).

12705. N°s 5 et 6. Nuances variées de matité en rapport avec la présence des reins (n° 9313), de pyoïes périnéphriques (n° 8452) ou lombaires (n° 10637), de rachisocélies (n°s 12496, etc.).

12706. N° 7. Matité profonde et souvent très-prononcée existant par la percussion profonde pratiquée au niveau de la fosse iliaque externe droite en rapport avec la présence de matières remplissant l'intestin grêle (n° 8055), car l'iléon correspond le plus souvent à ce point. Il est extrêmement utile de tenir compte de ces caractères plessimétriques, alors que dans l'iléospilosie septicêmique (n° 7997) on veut savoir dans quel état se trouve l'intestin grêle. La présence de l'os des iles ne trouble pas plus ici les résultats de la percussion par rapport à l'intestin (n° 7425), que celle du sternum n'empêche de constater par le plessimétrisme l'état des poumons (n°s 6679, etc.).

PLANCHE XXXIX.

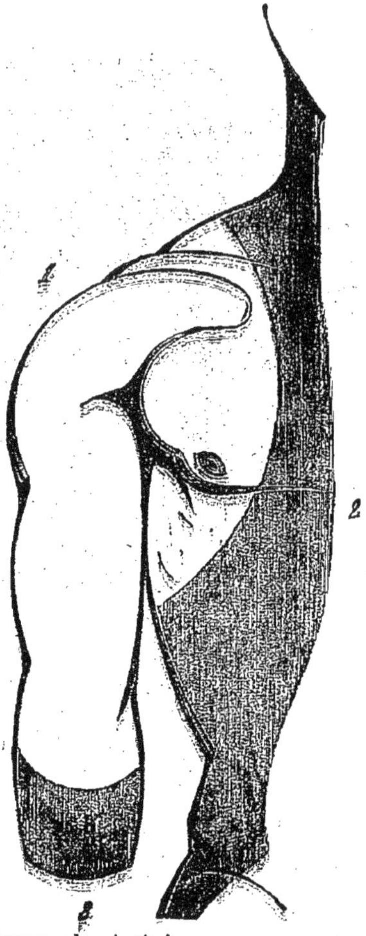

12707. N° 1. Les espaces indiqués ici en blanc correspondent à des points où par la percussion superficielle on trouve une sonorité et une élasticité extrêmement marquées en rapport avec la présence de gaz accumulés dans le tissu cellulaire sous-cutané (nos 10628, 12629). Il s'agit dans un tel cas d'une aérethmie des parois thoraciques, de l'épaule et du bras droit. En appliquant fortement le plessimètre et en le mettant ainsi en contact avec les muscles (n° 12414) et les os (n° 12464) de l'épaule et du bras, on trouve par la percussion de la matité et de la résistance au doigt. En déprimant de la même façon les parois thoraciques, on obtient par le plessimétrisme des sons en rapport avec l'état dans lequel se trouvent les organes sousjacents (nos 12414, 12464). L'aérethmie figurée dans cette planche est le plus souvent la conséquence de quelque perforation des poumons et des parois thoraciques (n° 10631). L'air introduit par toute autre cause dans le tissu cellulaire donnerait cependant lieu aux mêmes caractères plessimétriques (nos 10628, 10629).

Figures plessimétriques en rapport avec une aérethmie (emphysême) de l'épaule, du bras et de la partie latérale droite du thorax.

12708. N. 2. Les nuances noires ici représentées sont en rapport avec les sons que donnent les régions où l'aerethmie n'a pas lieu (nos 12414, 12464, etc.).

PLANCHE XL.

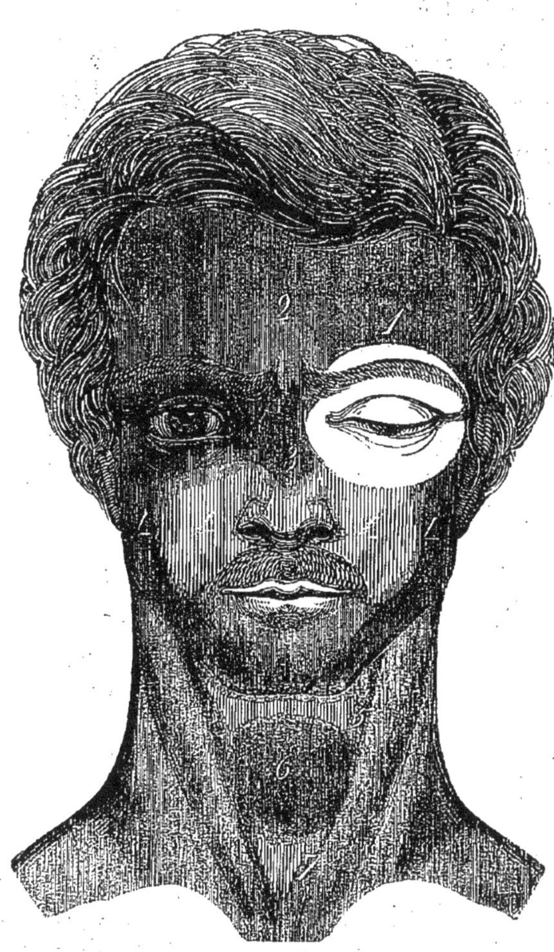

Figures plessimétriques en rapport avec divers états des organes contenus dans la tête et dans le cou.

12709. N° 1. Matité extrême et absolue, défaut complet d'élasticité, dureté, sécheresse de son représentées par une nuance noire très-foncée existant sur le crâne derrière lequel le cerveau, organe mou et de consistance pulpeuse, se trouve placé.

12710. N° 2. Sonorité peu marquée, légère élasticité obtenue par la percussion superficielle sur les points du crâne qui correspondent aux sinus frontaux. Récemment il m'est arrivé à un troisième examen (1), de déterminer à l'extérieur et par le plessimétrisme du front pratiqué sur un cadavre, le siége et l'étendue des sinus frontaux. Trois traits de scie portés précisément sur les points où j'avais cru constater la limite des sinus tombèrent exactement sur les rebords

(1) Dans une délibération, prise le 20 mars 1851, la Faculté de médecine de Paris a interdit aux examinateurs de soumettre les élèves, lors du troisième examen, aux exercices cadavériques de percussion. Je laisse à ceux qui ont provoqué cette mesure, la responsabilité d'une telle décision, contre laquelle j'ai protesté et je proteste encore publiquement. Avant de permettre d'exercer maladroitement le plessimétrisme sur de malheureux malades, la raison et l'humanité voulaient qu'on le fît pratiquer d'abord sur des cadavres.

de ces cavités (n° 5649). Les applications pratiques de ce fait peuvent être nombreuses (n°s 5729, 5780, etc.).

12711. N° 3. Elasticité, sonorité très-prononcées, se manifestant par la percussion du pourtour de l'orbite sur le plessimètre superficiellement appliqué; c'est dans l'aérethmie (emphysème) qu'un tel résultat est obtenu (n°s 10628, 10629, 10630). Cette aérethmie est en général la conséquence d'une perforation de l'os unguis ou du canal nasal, perforation à travers laquelle l'air expiré a pénétré lors du moucher ou d'une expiration forcée dans le tissu cellulaire de l'orbite, des paupières et de la face (n° 10630) (1).

12712. N° 4. Sonorité profonde, dureté au doigt obtenues au niveau des sinus maxillaires, et représentées par les teintes grises qui sont ici figurées. De tels caractères plessimétriques peu-

(1) Bien que le fait suivant n'ait aucun rapport avec l'aérethmie de l'orbite, il est trop intéressant au point de vue de la thérapie fondée sur les notions anatomiques, pour que je ne le publie pas ici.

HYDRETHMIE OU OEDÈME DES PAUPIÈRES, DUS A LA COMPRESSION DES VEINES NASALES PAR UNE LUNETTE.

M. J. âgé de 50 ans, me consulta, au mois de mars 1851, pour une hydrethmie des paupières supérieures et du front. Cet accident durait depuis plusieurs jours, et disparaissait quelques heures pour se reproduire ensuite. Deux ans auparavant j'avais soigné avec succès M. J., pour une lithonéphrite que fit dissiper l'évacuation d'un urolithe dont j'avais annoncé la présence ; l'urine ne contenait pas d'albumine ; le cœur, le foie, la rate étaient sains, le sang ne paraissait pas être altéré. L'examen des veines temporales ne donnait aucun résultat. Je pensai à une sténosie des veines nasales. Or, de chaque côté du nez, je constatai de l'engorgement. Je demandai à M. J. s'il portait des lunettes : en effet, il se servait presque sans cesse d'un *pince-nez* qui serrait extrêmement la région correspondante aux grosses veines qui, rapportant le sang des paupières et du front, descendent sur les côtés du nez ; j'en fis cesser l'emploi. Dès le lendemain, la disparition de l'hydrethmie eut lieu. Trois jours après, M. J. voulut constater l'action d'une telle cause. Il porta de nouveau les lunettes, l'hydrethmie reparut. Un tel fait porte en lui-même ses commentaires. Si nous pouvions découvrir toujours la cause anatomique des symptôme observés, la thérapie parviendrait bientôt à la perfection.

6

vent être utiles à noter dans diverses affections de ces sinus (n°s 5729, 5780).

12713. N° 6. Matité obtenue au moyen de la percussion superficielle sur les points qui correspondent au corps thyroïde. En déprimant fortement celui-ci et en percutant ensuite, on trouve la sonorité, l'élasticité du larynx et de la trachée artère que l'on parvient à nettement limiter au niveau du corps thyroïde et mieux encore au-dessus (n° 5) et au-dessous (n° 7).

12714. Sur les côtés du larynx : Matité, élasticité obtenues au moyen de la percussion superficielle et en rapport avec les parties latérales du cou (n° 12414). Dureté, sécheresse données par la percussion profonde et en rapport avec les os (n° 12404).

12715. Tout à fait en bas et latéralement, on trouve en général, alors que l'on déprime fortement, des sons et des sensations tactiles en rapport avec les états pathologiques que présentent les parties du sommet des poumons qui correspondent aux espaces susclaviculaires (n°s 7086, etc.).

PLANCHE XLI.

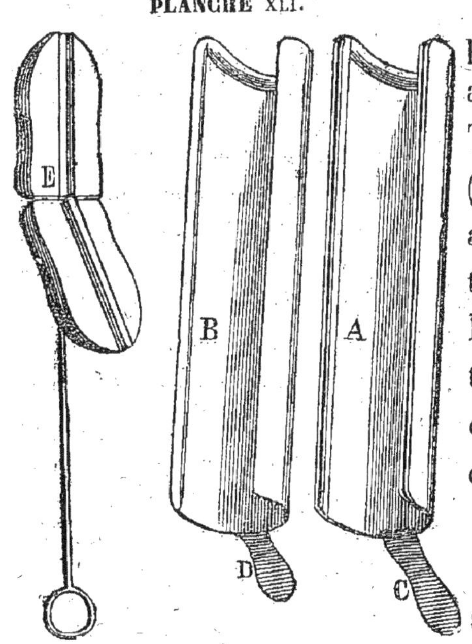

Spéculum à coulisse désarticulé.

12716. Ce spéculum, que j'ai proposé et décrit il y a quelques années, se trouve figuré dans le Traité de médecine pratique (tome VII, Avant-propos, p. IX), ainsi que dans une remarquable thèse d'un de mes bons élèves, M. Vernhes, qui a représenté très-exactement dans une planche les spéculums jusqu'alors connus.

Il se compose :

1° De deux valves, A, B, s'emboîtant et glissant l'une sur l'autre au moyen d'une double coulisse; 2° des manches C, D, destinés à fixer l'instrument en place est susceptible de se replier sur les valves au moyen d'une charnière; 3° d'un embout E, supporté par une tige et susceptible de se diviser en deux parties qui sont articulées au moyen d'une charnière.

12717. Ce spéculum présente les avantages suivants : 1° Il est très-court (sa longueur dépasse un peu celle du doigt indicateur) et permet tout aussi bien que d'autres d'explorer le col de l'utérus; 2° en repliant les valves l'une dans l'autre, en appliquant les manches contre elles, en plaçant dans la concavité de la valve interne l'embout divisé comme il l'est dans la figure précédente, on a un spéculum peu épais, très-léger, très-portatif et très-commode; 3° en faisant glisser l'une des valves sur l'autre, on peut combiner le toucher du col et celui du vagin; 4° en enlevant l'une des valves, on peut examiner dans toute son étendue le côté du vagin auquel elle correspondait; 5° en poussant encore l'une des valves, on ramène facilement par la pression qu'exerce l'extrémité de celle-ci, le col utérin au centre du vagin.

12718. Depuis que j'ai publié la description et le dessin de ce spéculum, j'ai modifié l'embout de diverses façons qu'il serait trop long d'indiquer ici, et la plus importante de ces modifications est que la tige de cet embout est devenue à son extrémité du côté de la main, une pince destinée à porter un fragment de ouate de coton propre à essuyer le col utérin, tandis que l'autre extrémité forme un porte-crayon contenant de l'azotate d'argent, porte-crayon dont l'embout constitue un étui protecteur.

PLANCHE XLII.

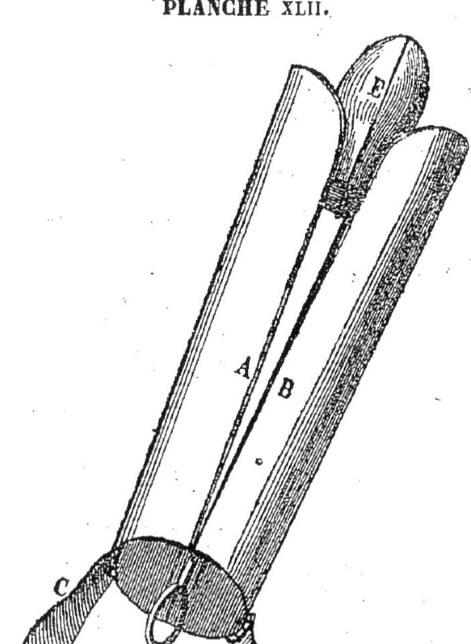

Spéculum à coulisse dont les valves sont écartées à l'effet de faire voir l'embout et les valves.

A, B, valves.

C, D, manches ou supports des valves.

E, embout et sa tige.

AU LECTEUR.

12719. Le petit dictionnaire qui va suivre servira à prouver :

12720. 1° Que l'usage de la nomenclature est facile ;

12721. 2° Que les mots qu'elle consacre sont utiles ;

12722. 3° Que la plupart d'entre eux se rapportent à des états définis, états qu'il est ordinairement possible de constater ;

12723. 4° Que ces termes sont indispensables, attendu qu'ils n'ont pas de synonymes, et qu'ils se rapportent le plus souvent des lésions mal nommées ou qui n'ont pas reçu d'appellation ;

12724. 5° Que la plupart de ces expressions sont composées d'éléments qui, depuis les temps antiques, sont usitées dans les livres des médecins, font partie du langage consacré par les mathématiques, la chimie, la métallurgie, les sciences naturelles, etc., et qu'elles ont même pénétré dans les langues modernes ;

12725. 6° Que les seules choses qui m'appartiennent ici sont la systématisation, la coordination et la généralisation des appellations consacrées par les auteurs lettrés ; — en somme, ou il faut renoncer entièrement aux innombrables mots d'origine hellénique dont on se sert usuellement, tels que tous ceux qui se terminent en ite, en rhagie, rhée, pathie, etc., et se servir pour les rendre de longues *périphrases* (1), ou qu'il convient de perfectionner, d'étendre, de régulariser les expressions médicales dont la source est grecque ;

12726. 7° Que les termes que je propose rendent le style de beaucoup plus concis ; car il faut pour obtenir les mêmes significations en français, en anglais, en allemand, etc., un plus grand nombre de lettres et de mots ;

12727. 8° Que rien n'est plus facile que de créer des mots nouveaux avec les particules de la nomenclature, et de les arranger de façon à répondre aux progrès ulterieurs de la science ;

12728. 9° Que l'onomapathologisme ne consacre pas plus un système qu'un autre, et qu'elle peut tout aussi bien servir à exprimer les idées des vitalistes par les mots : *esthésie*, *sthénie*, *dynamie*, *psychie*, que celles des organiciens par les termes destinés à dénommer les liquides ou les organes ;

12729. 10° Que les particules : pathie, célie, etc., ont l'avantage, dans les cas douteux, de ne rien préciser, de ne préjuger sur aucun fait, et de laisser le champ libre à la discussion ;

12730. 11° Qu'il s'agit ici d'une question doctrinale et non pas de nomenclature ; attendu que les expressions proposées ne désignent pas des maladies, mais bien des lésions élémentaires.

12731. 12° que la composition de ces termes est logique et systématique ;

12732. 13° Qu'il est très-facile d'arranger les mots soi-même comme le besoin d'exprimer les idées porte à le faire ;

12733. 14° Que l'étude la plus superficielle et exigeant à peine quelques minutes, qu'une habitude promptement acquise, suffisent pour que l'on puisse apprendre à se servir de la nomenclature et pour qu'on la comprenne ;

12734. 15° Qu'il n'est pas besoin de savoir le grec pour connaître les 150 particules, presque toutes déjà passées dans la langue médicale, et qui suffisant pour composer presque tous les termes

(1) Et par conséquent renoncer à ce même mot *périphrase*.

dont la science a besoin, se trouvent placés sur une seule page in-octavo ;

17235. 16° Qu'à part les mots : *utéro*, choisi pour éviter les erreurs où aurait pu conduire l'expression reçue : hystérie et *ovo* (mis à la place d'*oon* dont la prononciation serait défectueuse) (1), toutes les particules employées dans la nomenclature ont une source grecque; que leurs composés ne sont pas *hybrides*, et que la plupart d'entre eux sont aussi courts qu'expressifs et euphoniques ; exemple : *hypoxémie*, diminution dans l'oxigénation du sang ; *angiove*, conduit de l'œuf ou appareil génital ; *oxigastrie*, souffrance de l'estomac par des acides, etc. ;

12736. 17° Que certains mots de la nomenclature qui paraissent trop longs peuvent être décomposés en un substantif et un adjectif, et dès lors entrer facilement dans le langage de tous ;

17237. 18° Que d'ailleurs la nomenclature chimique a consacré des expressions bien autrement longues et bien moins euphoniques que ne l'a fait l'onomapathologisme ;

12738. 19° Qu'un très-grand nombre de faits, d'états pathologiques, de vérités scientifiques auxquels on n'avait pas pensé, sont tout d'abord mis en évidence, bientôt étudiés, consacrés, par suite de l'admission de certains termes qui servent à les exprimer ;

12739. 20° Qu'il est tout à fait raisonnable et même très-convenable de se servir de la nomenclature pathologique ; en effet, celle-ci fait éviter certains mots grecs ou latins qui désignent souvent toute autre chose que celle que l'on veut exprimer. Exemples : *ictère, belette aux yeux jaunes ; ascite, inflammation d'une outre ; météorisme, action d'un météore ; tympanite, inflammation du tambour ; choléra, maladie où l'on rend de la bile ; fièvre typhoïde, fièvre (état inconnu) qui ressemble au typhus, que l'on ne connaît pas ; rhumatisme, action de couler*, etc. etc. etc. ;

(1) Il est d'ailleurs évident que le terme *utérus* et que l'*ovus* des latins sont dérivés de l'*hystéron* et de l'*oon* des Grecs.

12740. 21° Que l'un des grands avantages de la nomenclature est que les médecins, bien que parlant des langues différentes, s'entendent entre eux, en se servant de l'onomapathologisme, sur la signification des mots qu'il consacre : l'adoption des termes à racine grecque est un des meilleurs moyens pour ramener les langues en général vers une unité bien désirable ;

12741. 22° Que l'admission des termes de la nomenclature rendra complétement inutiles ces définitiens *de maladies* sur lesquelles les auteurs ne s'accordent presque jamais, et ces longs articles de synonymie qui, dans presque tous les écrits, précèdent l'histoire des affections dont on veut tracer le tableau ;

12742. 23° Que d'après ce qui précède, il est bien plus de *mon devoir* que *de mon utilité d'auteur ou de praticien*, de persister dans l'usage de l'onomapathologisme et de faire tous mes efforts pour le propager ;

12743. 24° Que je dois ne faire aucun cas des *objections puériles* qui m'ont été faites ;

12744. 25° Qu'un corps savant serait dix ans avant d'accepter dix mots, et que c'est à la raison, à l'exigence de la science, et non pas à un pouvoir quelconque, qu'il appartient d'étendre ou de réformer le langage : c'est Linné, c'est Guyton Morveau, c'est Lavoisier qui ont proposé les nomenclatures botaniques et chimiques ; ce ne sont pas des académies qui les ont fait accueillir ;

12745. 26° Que craindre le ridicule ou des tracasseries, alors qu'il s'agit d'introduire dans la science un langage correct et expressif, serait de la pusillanimité, et que je ne dois pas plus céder à l'opposition qui m'a été faite à ce sujet qu'à celle qui n'a pas cessé de poursuivre le plessimétrisme, etc.

12746. Toutefois je déclare que *n'ayant jamais exigé l'usage de la nomenclature pathologique aux examens, je ne l'exigerai jamais ;* que ceux qui m'ont accusé du contraire se sont fondés pour le faire sur des rapports infidèles ; que je les mets au défi de prouver cette fausse accusation ; que c'est par la persuasion et non par mon ascendant d'examinateur, que je veux faire accepter soit mes doctrines, soit les termes qui l'expriment.

12747. Je suis convaincu qu'au sujet du plessimétrisme et de la nomenclature, la raison est de mon côté ; la réflexion la plus profonde, les discussions les plus graves et les plus nombreuses, les faits cliniques surtout me prouvent depuis vingt ans que je suis dans le vrai. Or, la vérité n'a pas besoin de force pour arriver aux hommes, elle est assez puissante par elle-même pour pénétrer, avec le temps, jusque dans l'esprit de ceux qui ont commencé d'abord par s'élever contre elle.

Paris, le 21 mars 1851.

P. A. PIORRY.

PETIT DICTIONNAIRE

DESTINÉ D'UNE PART

A faciliter les recherches et l'explication des termes de la nomenclature organo-pathologique employés dans cet atlas;

ET DE L'AUTRE

A faire voir combien il est facile d'exprimer par des mots plus ou moins courts et au moyen de l'onomapathologisme des idées très-composées.

Aérangibrômasie ou *ectasie*. — Dilatation du tube digestif par des gaz, 12615.

Aérentérectasie ou *aérentérasie*. — Dilatation de l'intestin par des gaz, 12602, 12614.

Aérethmie.—Air dans le tissu cellulaire, 12707, 12708, 12711.

Aéropéritonasie ou *ectasie*. — Dilatation du péritoine par des gaz, 12615.

Aéropleurie. — Souffrance de la plèvre par la présence de l'air ou des gaz, 12632.

Aéropneumonasie ou *ectasie*. — Dilatation des poumons par de l'air ou des gaz, 12632.

Angibrôme. — Appareil digestif, 12635, 12648.

Angibrômorrhée. — Écoulement de sérosité par le tube digestif, 12596.

Angicholosténosie. — Rétrécissement du conduit qui constitue l'appareil biliaire, 12648.

Angio. — Vaisseau ou conduit

Anomotopie. — Déplacement, 12633.

Aortectasie ou *aortasie.* — Dilatation de l'aorte, 12603, 12614, 12675.

Aortopathie ou *aortie.* — Souffrance ou lésion de l'aorte.

Artérectasie ou *artérasie.* — Dilatation d'artère, anévrysme vrai, 12606, 12636.

Artérocélie. — Tumeur artérielle, 12606,

Asie. — Dilatation.

Blénentérasie ou *ectasie.* — Dilatation de l'intestin par des mucosités, 12591.

Brômogastrasie ou *brômogastrectasie.* — Dilatation de l'estomac par des aliments, 12618.

Carcinie. — Cancer en général, 12604, 12629.

Cardiaortique. — Qui dépend du cœur et de l'aorte, 12603.

Cardiectasie ou *cardiasie.* — Dilatation du cœur, 12603.

Cardiectasique ou *cardiasique.* — En rapport avec la dilatation du cœur, 12603.

Cardiomégalie. — Augmentation dans le volume du cœur quelle qu'en soit la cause, 12603, 12649.

Célie. — Tumeur de quelque nature qu'elle soit, 12606.

Cholédosténosie.—Rétrécissement du conduit cholédoque, 12604, 12648.

Cholihépatasie ou *ectasie.*—Dilatation du foie par la bile, 12604.

Cholihépatémie. — Congestion sanguine du foie causée par la bile, 12629.

Chololithe. — Pierre ou calcul biliaire, 12648.

Cholostasie. — Stase de la bile, 12648.

Cystichole. — Vésicule du fiel; atlas, p. 25, 12617.

Cysture. — Vessie. Ce dernier mot ne pouvant entrer dans une nomenclature formée de racines grecques, je lui ai substitué le terme de cysture, qui signifie poche de l'urine.

Ectasie ou *asie.* — Dilatation, 12606.

Ectentérotopie. — Déplacement des intestins en dehors; hernie.

Embryutérisme. — Grossesse, 12620, 12622.

Entérotrésie. — Perforation de l'intestin, 12615. J'ai substitué trésie à trypie parce qu'il est plus euphonique, et parce qu'il est déjà employé dans la science.

Enterrhagie. — Hémorrhagie par l'intestin, 12646.

Entérorrhée. — Écoulement de liquides blancs par l'intestin, 12603.

Epidiaphratopie. — Diaphragme situé trop haut; refoulement des viscères, 12609, 12614.

Ethmopyoïe. — Pus dans le tissu cellulaire; abcès non inflammatoire, 12602, 12688, 12689.

Etiostéique ou *étiostéopathique.* — Dont la cause est dans une altération des os, 12699.

Gastrasie ou *gastrectasie.* — Dilatation de l'estomac.

Gastrocarcinie. — Cancer de l'estomac, 12600.

Hémentérasie ou *ectasie.* — Dilatation de l'intestin par du sang, 12591.

Hémentérorhagie. — Écoulement de sang par l'intestin, 12710.

Hémies. — Congestions sanguines, 12629.

Hémopéricardie. — Souffrance du péricarde par le sang; péricardie hémorrhagique, 12598.

Hémopleurie. — Souffrance de la plèvre par du sang; pleurie hémorrhagique, 12592.

Hémospéie. — Caverne contenant du sang, 12606.

Hépatémie. — Congestion sanguine du foie, 12604, 12704.

Hépatocyrrhosie. — Cyrrhose du foie, 12595.

Hépatomégalie. — Augmentation dans le volume du foie, 12648, 12704.

Hépatophymies. — Tuberculisation du foie, 12604.

Hétérotrophie. — Altération de nutrition qui consiste dans un changement dans la structure normale et primitive des tissus, 12604, 12684.

Hydatidies. — Affections produites par des hydatides, 12629.

Hydraérique. — En rapport avec des liquides et des gaz, 12639, 12642, 12646, 12651.

Hydraéropleurie. — Eau et air dans la plèvre, 7274.

Hydrémie. — Trop d'eau dans le sang, constituant un état pathologique, 12533.

Hydrémique. — Qui a beaucoup d'eau dans le sang, 12553.

Hydrémopéritonie. — Sang et sérosité dans le péritoine, 12609, 12622.

Hydrentérorrhée.—Écoulement de sérosité par l'intestin, 12603, 12645, 12646.

Hydrogastrasie ou *Hydrogastratasie.* — Dilatation de l'estomac par de la sérosité ou de l'eau, 12618.

Hydropéricardie. — Sérosité dans le péricarde, 12598, 12633.

Hydropérididymie. — Épanchement de sérosité dans la tunique vaginale (hydrocèle), 12643.

Hydropéritonie. — Sérosité dans le péritoine, ascite, 12608, 12609, 12613, 12614, 12619.

Hydropéritonite ou *péritonhydrite.*—Inflammation avec épanchement séreux dans le péritoine.

Hydropleurie. — Accumulation non inflammatoire de sérosité dans la plèvre, 12632, 12762, 12644.

Hydroscorentérasie ou *ectasie.* — Dilatation des intestins par de l'eau et des fèces, 12639.

Hypémie. — Peu de sang constituant un état morbide, 12552, 12553, 12594, 12595.

Hypocardiotrophie. — Diminution dans le volume du cœur, 12594, 12603.

Hypohydrémie. — Diminution dans les proportions de la sérosité du sang constituant un état morbide, 12594, 12595.

Hypomyotrophie. — Diminution dans le volume des muscles, 12594.

Iatrique—médical.—J'ai proposé et employé ce mot pour en faire l'adjectif de pathologie, et cela à l'effet d'éviter la réunion du latin et du grec.

Iléospilose. — Taches de l'iléon, plaques de Peyer, 12646.

Iléospilosie. — Maladie des plaques de Peyer. Lésion de ces plaques dans la fièvre dite typhoïde, 12706.

Iléosténosie. — Rétrécissement de l'iléon, 12602.

Indoloïose. — Virus de la peste de l'Inde, ou choléra.

Indoloïosique. — Dû au virus de la peste de l'Inde, ou poison du choléra, 12645.

Mégalie. — Augmentation de volume, 12647, 17667. J'ai substitué ce mot à macrosie, à cause du peu d'euphonie de celui-ci.

Molybdentérie. — Souffrance de l'intestin de cause saturnine, 8212.

Myosthénie. — Contraction morbide des muscles, 12600.

Nécrosie. — Gangrène, 12694.

Néphromégalie. — Rein augmenté de volume, 12588.

Néphropyoïte ou *néphropyite.* — Inflammation du rein suivie de suppuration, 12683.

Organographisme. — Méthode qui consiste à dessiner les organes malades. Note du n° 12557.

Organopathisme. — Doctrine qui repose sur la connaissance des lésions et des souffrances organiques, 12535.

Onomapathologisme. — Systématisation de la nomenclature organo-pathologique, 12541.

Ostéique ou *ostéopathique.* — En rapport avec une maladie des os, 12683.

Ovarocélie. — Tumeur de l'ovaire, 12541, 12640.

Périm didyme. — Tunique vaginale, 12651.

Périnéphrique. — Autour du rein, 12705.

Périnéphrite. — Inflammation de l'enveloppe du rein, 12683.

Périrectal. — Autour du rectum, 12689.

Péritonie phymique. — Affection du péritoine avec production de tubercules, 12609.

Phlébartère. — Artère pulmonaire, 12669.

Plessimètre. — Instrument qui mesure au moyen de la percussion, 12568.

Plessimétrisme. — Percussion médiate, 12531, 12572.

Plesthéthoscope. — Instrument qui réunit le plessimètre et le stéthoscope, 12564, 12567.

Phymémie. — Altération du sang par la matière tuberculeuse.

Phymhydropéritonie. — Tubercules causant un épanchement dans le péritoine, 12612.

Phymies. — Tubercules.

Phymique. — Tuberculeux, 7686.

Phymocélies. — Tumeurs tuberculeuses.

Phymopéritonite. — Tubercules causant une péritonite, 12609, 12639.

Phymopneumonie et *pneumophymie.* — Tubercules pulmonaires considérés dans le premier mot comme causes, et dans le second comme effet, 12547.

Phymospéies. — Cavernes causées par des tubercules, 12559, 12603.

Pneumonémie. — Congestion sanguine du poumon, 12652.

Pneumonite sclérosique. — Inflammation avec induration. Deuxième degré de la pneumonie, 12702.

Pneumophymie. — Poumons tuberculeux, 12652, 12701.

Pneumorrhagie ou *hémopneumorrhagie.* — Hémorrhagie dans le poumon, 12550.

Pneumosclérosie. — Induration pulmonaire, 12600, 12680, 12685.

Pneumospéie. — Caverne pulmonaire, 12685.

Psychencéphalique. — Qui tient à l'âme et à l'encéphale, 12537.

Pyémie. — Altération du sang par du pus, 12554.

Pyies et *pyoïes.* — Abcès ; collections purulentes non inflammatoires, 12633, 12634, 12705.

Pyite et *Pyoïte.* — Abcès inflammatoires, 12697.

Pylorosténosie. — Rétrécissement du pylore, 12596, 12618.

Pyoïde. — Qui a l'apparence du pus, 12654.

Pyopéricardie. — Affection purulente du péricarde, pus dans le péricarde, 12598.

Pyopleurie. — Affection de la plèvre en rapport avec du pus.

Rachisocarcinie. — Cancer de la colonne vertébrale.

Rachisocélie.—Tumeur de la colonne vertébrale, 12695, 12704, 12705.

Rachisophymie. — Tubercules de la colonne vertébrale, 12547, 12695, 12701, 12702, 12705.

Scorenterectasie ou *scorentérusie.* — Dilatation des intestins par des fèces, 12605, 12639,12640.

Septicémie. — Altération du sang par les matières putrides ou septiques, 12706.

Spéie. — Caverne, 12694.

Sténosie. — Resserrement, 12645, 12647.

Splen. — Rate, Atlas, p. 27, pl. IX.

Splénopathie ou *splénie.*—Affection morbide de la rate, 12614.

Splénomégalie. — Augmentation de volume dans la rate, 12703.

Thérapie. — Ce mot, usité dans les langues étrangères, est plus court et plus euphonique que thérapeutique, 12561.

Thorax (percussion du). — 12571.

Trésie. — Perforation, 12615.

Urocysturectasie et *urocysturasie.* — Dilatation de la vessie, 12605, 12631.

Utérectasie et *utérasie.* — Dilatation de l'utérus, 12605.

Utérocélie. — Tumeur de l'utérus, 12635.

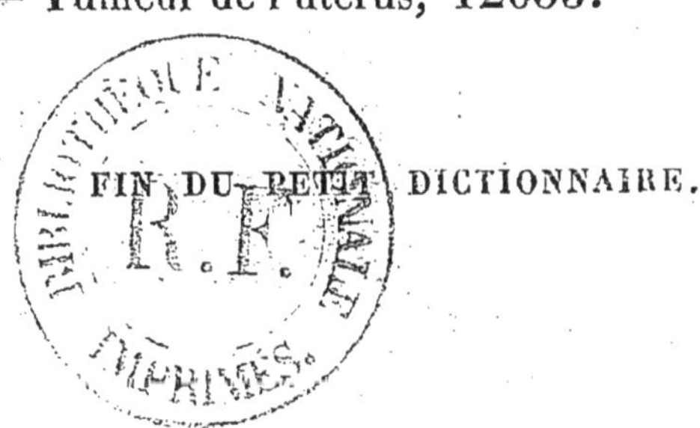

FIN DU PETIT DICTIONNAIRE.

TABLE

DE

L'ATLAS DE PLESSIMÉTRISME,

INDIQUANT LES PARAGRAPHES DE CET ATLAS QUI CORRESPONDENT A LA PERCUSSION DE CHAQUE ORGANE, ET QUI RENVOIENT AUX NUMÉROS DU TRAITÉ DE MÉDECINE PRATIQUE DANS LESQUELS LE PROCÉDÉ OPÉRATOIRE DE MÉDIOPERCUSSION EST INDIQUÉ POUR CHAQUE PARTIE ISOLÉMENT CONSIDÉRÉE.

Cette table est rédigée dans les termes de l'ancienne nomenclature, et il sera utile de comparer les mots scientifiques qui s'y trouvent avec ceux du petit dictionnaire de cet atlas. Lorsque cette comparaison sera faite, la question entre le langage reçu et l'onomapathologisme sera résolue.

INFLUENCE DU SEL MARIN SUR LA RATE, 12544 ; dimensions nomales de celle-ci, 12545.

TRAVAUX DE M. BERNARD sur le pancréas, 12546.

RÉSULTATS DU TRAITEMENT PAR LES VAPEURS D'IODE, les frictions avec la teinture d'iode, l'iodure de potassium dans la phthisie (*mot grec*, qui signifie maigreur et non pas tubercules, tandis qu'on veut exprimer par là les symptômes en rapport avec les tubercules du poumon qui parfois ne font en rien maigrir) ; historique ; succès dans des cas assez nombreux, 12548, 9, 50, 2, 3, 4, 5, 6, 7, 8, 9.

EXTENSION QUE PRENNENT ET LE PLESSIMÉTRISME ET LA NOMENCLATURE, 12560.

Clinique de la Charité, comment elle est dirigée ; ce sont en général les états pathologiques et non pas les maladies qui y sont étudiés. Mes doctrines sont les conséquences logiques des travaux de toute l'école anatomique et physiologique, 12563.

TEXTE DE L'ATLAS. . . . . page 17

STÉTHOSCOPE, celui que j'ai substitué au cylindre de Laënnec, 12564 ; PL. Ire.

PLESTÉTHOSCOPE, instrument qui réunit le stéthoscope et le plessimètre. Plestéthoscopie, acouophonie de quelques auteurs, 12567 ; PL. Ire.

PLESSIMÈTRE, celui qu'il faut préférer, 12568 ; PL. II.

PLESSIMÉTRISME. — Percussion médiate, procédé opératoire, 12570 ; Traité de médecine pratique, 655, 648, 658, 659 ; sons plessimétriques, 664.

LIGNES PLESSIMÉTRIQUES qu'il faut suivre pour percuter, 12570 : 1° en avant, PL. III ; 2° en arrière, PL. IV ; 3° sur le côté droit, PL. V. ; 4° sur le côté gauche, PL. VI.

LIGNES PLESSIMÉTRIQUES qu'il faut suivre pour percuter : le foie et la vésicule du fiel, PL. VII, 8394, 8395, 8396, 8397 ; le cœur, les gros vaisseaux, 8402, 8403 ; la vessie et l'utérus,

9976, 9977, PL. VIII; la rate, PL. IX, 8750, 8751, 8754; les reins, 12473, 12474, 12475.

Pour la facilité des recherches, les planches et les paragraphes en rapport avec les divers organes seront indiqués par appareils et dans l'ordre du Traité de médecine pratique.

Appareil circulatoire ou angième.

Cœur (plessimétrisme du), lignes plessimétriques, PL. VIII; état nomal, PL. XI, 12574, 12575; hydropéricarde (hydropéricardie); péricardite (hydropéricardite); péricardite hémorrhagique (hêmopéricardie et hêmopéricardite); épanchement de pus dans le péricarde, non inflammatoire (pyopéricardie); inflammatoire (pyopéricardite); PL. XIII, 12577; PL. XV, 12589; PL. XVIII, 12598.

Déplacement du cœur (dyscardiotopie); à gauche, PL. XVI, 12592; PL. XXVI, 12632; PL. XXVIII, 12644; en haut, PL. XXI, 12612; PL. XXII, 12614; PL. XXIV, 12625; à droite, PL. XVIII.

Augmentation dans le volume du cœur (cardiomégalie); dans sa nutrition (hypercardiotrophie); dilatation du cœur, anévrysme simple (cardiectasie ou cardiasie); dilatation du cœur avec épaississement (hypercardiotrophie cardiasique), PL. XIX, 12605; PL. XX, 12607; PL. XXIII, 12616; PL. XXV, 12628; PL. XXIX, 12649; diminution dans le volume et dans la nutrition du cœur, atrophie du cœur des auteurs (hypotrophie cardique), PL. XVII, 12594.

Dilatation du cœur (cardiectasie : voyez l'augmentation simple dans le volume); divers degrés de dilatation de l'oreillette droite, PL. XXV, 12628; divers degrés de dilatation des ventricules, et surtout du gauche, PL. XXIX, 12649.

Rétrécissement des orifices du cœur (stomacardiosténosie ou sténosie stomacardique); détermination des points de la figure du cœur correspondants aux orifices auriculaires droits et gauches;

aortique et pulmonaire (phlébartérique), PL. XXX, 12615, 6, 7, 8, 9. (L'importance de cette détermination au point de vue de la diagnose des bruits nomaux et anomaux du cœur est très-grande.)

Aorte (plessimétrisme de l'), PL. 12571, page 26; lignes plessimétriques de l'aorte, *ibidem*.

Aorte. Son dessin plessimétrique à l'état nomal, PL. XI, 12575; PL. XXX, 12634. — Il est urgent de ne pas confondre la matité que donne l'aorte avec celle que les tubercules produisent. (Le principal moyen plessimétrique de diagnose est ici le dessin de l'aorte elle-même, et le siége que ce dessin occupe.)

Dystopie aortique à gauche, par suite d'un épanchement d'air dans la plèvre ou pneumothorax (aéropleurie), ayant son siége à droite, PL. XXVI, ou d'un hydrothorax (hydropleurie) du même côté, PL. XXVIII, 12644.

Dilatation générale de l'aorte (aortasie ou ectasie), PL. XVII, 12594, 12603.

Dilatation partielle, anévrysme de l'aorte ou du tronc brachio-céphalique (aortasie kystoïde), PL. XX, 12606; dans le cas où l'aortasie a son siége dans la crosse, c'est à gauche que la matité circonscrite est observée.

Artère pulmonaire (phlébartère). Veines pulmonaires. (Voyez les dessins et les numéros qui ont rapport à l'aorte.)

Appareil respiratoire ou angiaire.

Percussion des fosses nasales, PL. XL; des sinus frontaux, 12710; des sinus maxillaires, 12712; du larynx, de la trachée et du corps thyroïde, 12713; PL. XIII, 12578; PL. XXIX, 12647.

Plessimétrisme des poumons à l'état nomal; procédé et lignes plessimétriques de ces organes, PL. III, IV, V, VI, 12575; PL. XII, 12576.

Induration pulmonaire (pneumosclérosie), quelle qu'en soit la cause ; congestion sanguine (pneumonêmie) ; apoplexie pulmonaire, hêmospéie pneumonique ou pneumorrhagie ; 1er degré de la pneumonie (pneumonêmie phlegmasique) ; 2e degré (pneumonite sclérosique) ; 3e degré (pneumonitopyite) ; phthisie ou plutôt tubercules pulmonaires au 1er degré (phymopneumonie sclérosique) ; cancer des poumons (pneumocarcinie ou carcinopneumonie), etc. ; en avant, PL. XIII, 12380 : PL. XXV au sommet et en avant, PL. XXX, 12632 ; PL. XXV ; PL. XXVII, 12636 ; en arrière et au sommet, 12585 ; en arrière, PL. XXVIII, 12702 ; sur le côté, 12680, etc.

Congestion du poumon par en bas produite par hypostase (pneumonêmie hypostastique) ; la matité ne varie pas de siége lorsque le malade change de position, PL. XIV.

Emphysème pulmonaire, dilatation des poumons par de l'air (aéropneumonasie ou ectasie), PL. XXVI, 12632.

Cavernes pulmonaires (pneumospéies) ; tuberculeuses (phymospéies hémorrhagiques (hêmospéies) ; purulentes (pyospéies) gangréneuses (nécrospéies), etc., PL. XIII, 12581 ; PL. XV, 12586 ; PL. XXXVII, 12694 : plusieurs de ces cavernes sont entourées d'un tissu dur.

Épanchement médiocre dans la plèvre (hydro, pyo, hêmo-pleurie, etc.), PL. XV, 12587. Ici le malade est couché sur le côté droit ; le siége de cette matité varie en raison des changements dans la position du corps qu'exécute le malade ; une induration pulmonaire existe ici en haut, et est reconnaissable à d'autres nuances de matité et de sensations tactiles.

Au numéro 12587 de la même PL. XV, le malade atteint d'hydropleurie est supposé assis, et il en est ainsi pour l'épanchement pleurétique représenté dans la PL. XVI. Dans la PL. XXXV l'épanchement remplit presque tout un côté du thorax et le foie est abaissé, 12644.

Accumulation d'air dans la plèvre droite, pneumothorax (aéropleurie), PL. XXVI, 12632.

Refoulement des viscères et du diaphragme vers le thorax; épidiaphratopie, PL. XX, XXI, XXII, XXIV, XXV.

Appareil digestif ou angibrôme.

Tube digestif (angibrôme) rempli d'aliments ou de matières (brôme ou scorangibrômie), ou encore vide de gaz (anaérie angibrômique) : PL. XVII, 15296; PL. XXVIII, 12545; dans le premier cas le ventre est volumineux et il l'est très-peu dans le second.

Dilatation du tube digestif ou du péritoine par des gaz (aérangibrômasie, aéropéritonasie), météorisme, tympanite des auteurs, PL. XVII, 12615.

Dilatation de l'estomac par des gaz (aérogastrasie), PL. XVII, 12596.

Dilatation de l'estomac par des liquides et des gaz, PL. XXVII, 12638.

Dilatation de l'estomac par des aliments, des liquides, etc. (brômagastrasie, hydrogastrasie, etc.) : PL. XXIII, 12618; divers degrés de dilatation gastrique indiqués par des lignes ponctuées, PL. XXIII, 12618.

Accumulation de matières ou de liquides dans le cœcum, dans le colon ascendant et dans l'S iliaque (scor, hydro, colonasie), PL. XV, 12591; XXIX, 1246; PL. XIII, 12583.

Accumulation de liquides, de matières, de gaz dans le cœcum ou dans le colon ascendant, PL. XXVII, 12639; PL. XVI, 12593; PL. XXVIII, 12646.

Accumulation de matières ou de liquides dans l'intestin grêle (hydro ou scorentérasie), région antérieure de l'abdomen, PL. XVIII, 12602; (région postérieure), PL. XXXVIII, 12706; les mêmes états organiques vus en arrière, PL. XXXV, 12688.

Divers degrés d'accroissement de l'espace occupé par des scorentérasies, représentés par des lignes ponctuées, PL. XXXV, 4.

Accumulation simultanée de liquides et de gaz dans le cœcum ou le colon ascendant (hydraérentérasie), PL. XXVII, 12639,

Entérocélie inguinale et scrotale (ectentérotopie inguinale et scrotale) à droite; présence simultanée dans la tumeur de liquides et de gaz, PL. XXVII, 12642; PL. XXIX, 12651.

Appareil de la sécrétion biliaire ou angichole.

Lignes plessimétriques du foie, PL. VII; foie à l'état nomal, PL. XI, 12575; PL. XXVII, 12637; PL. XXXI, 12675; vu en arrière, PL. XII, 12576; PL. XXXVII, 12700; distinction d'avec un estomac plein de liquides, PL. XXIII; d'avec un épanchement pleurétique, PL. XXVIII, péricardique, PL. XV, péritonéal, PL. XXI.

Refoulement du foie par en haut (épitopie hépatique), PL. XX, 12608; PL. XXI, 12612; PL. XXII, 12615; PL. XXIII, 12617; PL. XXIV, 12620.

Refoulement du foie par en bas (hypotopie hépatique), PL. XXVIII, 12644; de côté, PL. XXVI, 12633.

Augmention de volume du foie (hépatomégalie), qu'il s'agisse soit d'une hyperêmie, d'une phlegmasie, soit d'une hypertrophie, d'une hétérotrophie hépatiques, etc., PL. XIX, 12604; les lignes ponctuées indiquent les dimensions considérables que le foie peut prendre, PL. XXIX, 12648. Ici l'augmentation dans le volume du foie est le résultat d'une stase biliaire; car la vésicule biliaire (cystichole) est dilatée. Hépatomégalie vue en arrière, PL. XXXVIII, 12074.

Diminution dans le volume du foie (hépatomicrosie) comme il existe dans la cyrrhose et dans l'hypêmie portée très-loin, PL. XVII, 12595.

Altérations dans la structure du foie, et par suite modifications dans sa forme, PL. XXV, 12529; PL. XIII, 12582.

Lignes plessimétriques de la vésicule du fiel (cystichole), PL. VII.

Vésicule du fiel à l'état nomal, PL. XXVI.

Dilatation de la vésicule du fiel (cysticholasie), PL. XXIX, 12648; PL. XIX, 12604.

Diminution ou atrophie de la cystichole, hypotrophie ou atrophie cysticholique, PL. XXIV.

Appareil de la circulation dans la rate ou angiémosplène.

Lignes plessimétriques de la rate, PL. IX.

Rate à l'état nomal, 12545; vue en avant, PL. XVII, 12601 ; vue de côté, PL. XXXII, 12681 ; vue en arrière, PL. XXXVII, 12697 ; PL. IX.

Mensuration plessimétrique de la rate qui se rencontre inférieurement à la matité abdominale que présente l'espace teinté en gris situé au-dessous du diaphragme, PL. XXXI, n° 12657 (cette figure et très-utile à étudier).

Altération dans la forme de la rate (dysmorphie splénique), PL. XXX, 12674.

Accroissement dans le volume de la rate (splénomégalie), à divers degrés; qu'il s'agisse soit d'hyperêmie ou d'hypertrophie; soit encore de phlegmasie, de célies, d'hétérotrophie de cet organe; PL. XXXII, 12681 ; PL. XXXIII, 12684 ; PL. XXIV, 12621 ; PL. XXVIII, 12708.

Dimensions variées que la rate augmentée de volume (mégalisée) peut offrir. Ces dimensions sont représentées par des lignes ponctuées, PL. XXIV, 12684.

Mesure géométrique de l'accroissement et de la diminution dans le volume de la rate, PL. XXXIV, 12686.

Appareil urinaire ou angiure.

Lignes plessimétriques des reins, PL. X.

Reins à l'état nomal, PL. XII, 12576.

Reins augmentés de volume (néphromégalie), PL. XIV, 12589; PL. XXXVII, 7 ; PL. XXXII, 12683 ; PL. I, 1.

Diminution dans le volume du rein (néphromicrosie), PL. XXXVII, 12696 ; PL. XXXI, 12677.

Déviation dans la position du rein (dystopie néphrique), PL. XXXVII, 12696.

Abcès autour du rein (périnéphropyoïe), PL. XXXII, 12683; PL. XXXVII, 12697; PL. XXXVIII, 12705.

Lignes plessimétriques de la vessie ou cysture, PL. VIII.

État nomal de la vessie contenant de l'urine, PL. XIX, 12605.

Distension de la vessie par l'urine (urocysturasie), PL. XIII, 12584.

Appareil génital de la femme ou angiove.

Lignes plessimétriques de l'utérus, PL. VIII. (A l'état nomal on rencontre l'utérus au niveau du pubis, mais très-profondément; on parvient même à en dessiner la forme. Traité de médecine pratique, n° 9979.)

Accroissement de volume de l'utérus (utéromégalie), PL. XXV, 12630; PL. XXVI, 12635; PL. XXIV, 12633.

Divers degrés dans l'accroissement de l'utérus (utéromégalie), représentés par des lignes ponctuées, PL. XXV, 18631.

Dessin plessimétrique de l'utérus et du fœtus qui y est contenu lors de la grossesse (embryutérisme), PL. XXIV, 12624.

Tumeurs de l'ovaire (ovarocélie), PL. XXVII, 12640; PL. XVI, 12593; PL. XXVI, 4. (Dans le cas d'ovarocélie, l'espace occupé par la matité est situé plus en dehors que dans cette figure, PL. XXIV, 12627.)

Affections du péritoine (péritonies).

Épanchement de liquides dans le péritoine et libres dans sa cavité : ascite (hydropéritonie), hydropéritonite, etc., PL. XX, 12609.

Ascite (hydropéritonie) : niveau de l'épanchement dans l'attitude verticale, PL. XXIII, 12619.

Ascite (hydropéritonie) dans laquelle le liquide remplit tout l'abdomen, PL. XXII, 12613.

Dilatation du péritoine par des gaz (aéropéritonie), PL. XXII, 12615.

Tissu cellulaire (ou ethmose).

Abcès (ethmopyoie, et ethmopyoïte si cet abcès est inflammatoire), PL. XXXVIII, 12795 ; PL. XXXII, 12683 ; PL. XXXIV, 12688 ;
— avec trajet fistuleux, s'étendant à la cuisse, PL. XXXIV, 12697.
Abcès de l'aine, PL. XXVII, 12649.
Abcès à l'anus, avec présence de gaz, PL. XXXV, 12689.
Abcès à la cuisse, PL. XXXV, 12699 ; du scrotum, PL. XXIX, 12651.
Épanchement d'air dans le tissu cellulaire ; emphysème (aéréthmie), PL. XXXIX, 12797 ; dans le tissu cellulaire des paupières, PL. XL, 12719.
Épanchement : 1° de liquide dans le scrotum et dans la tunique vaginale, hydrocèle (hydropéridydimie), PL. XXVII, 12643. 2° De gaz et d'eau, dans la tunique vaginale (hydraérie péridydimique, scrotale, ethmoscrotale), PL. XXXIX, 12651.

Système osseux ou ostéosystème.

Matité des os : du crâne, PL. XI, 12575 ; PL. XII, 12576 ; PL. XL, 12709 ;
— de la face, PL. XL, 12701 et suivants ;
— du cou, PL. XL, 12714 ; PL. XII, 12576 ;
— des os des iles et du fémur, PL. XI, PL. XXVII, 12641 ; PL. XXXI, 12678 ;
— tumeurs du fémur, PL. XXVII, n° 6, fracture du fémur, PL. XXXI, 12678.
Lignes plessimétriques du rachis, PL. X.
Sons nomaux du rachis, PL. XII, PL. XXV, 12687.
Déviation du rachis, résultat d'un ramollissement général des vertèbres (rachisomalaxie), PL. XXXVI, 12691.
Mal de Pott, tumeurs de la colonne vertébrale (rachisocélies) ; tubercules du rachis (rachisophymies ou phymorachisies) ; cancers

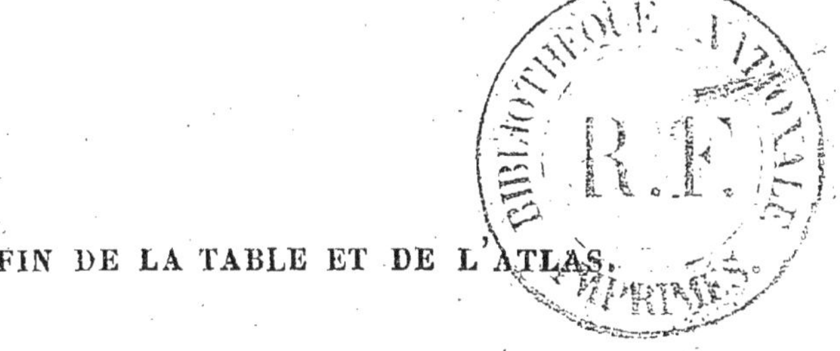

FIN DE LA TABLE ET DE L'ATLAS.

Paris. — Imprimerie de Mme Ve Dondey-Dupré, rue Saint-Louis, 46, au Marais.

NOMENCLATURE ORGANO-PATHOLOGIQUE

OU ONOMISME PATHOLOGIQUE (1).

PARTICULES que l'on place avant ou quelquefois après le corps du mot.	SIGNIFICATION dans la nomenclature.	NOM de L'ORGANE, du liquide, etc.	SIGNIFICATION dans la nomenclature.	PARTICULES finales ou désinences.	SIGNIFICATION des PARTICULES FINALES dans la nomenclature.
hyper	degré élevé.	organo	organe.	isme	action régulière.
hypo	faible degré.	hémo	sang.	pathie ****	souffrance, affection.
pan	partout.	cardio	cœur.	topie	lieu, siége.
poly	en grand nombre.	pneumo	poumon.	cèlie	tumeur.
mono	un seul.	pleuro	plèvre.	morphie	forme.
a, an	absence de.	gastro	estomac.	trophie	volume, texture.
nomo	nomal.	entéro	intestin.	macrosie	grosseur.
dys	action difficile.	iléo	iléon.	mégalie ou	
dynamo	force.	hépato	foie.	œdésie	tuméfaction ou gonfle-
océo	aigu, rapide.	splèno	rate.		ment.
chrono	chronique.	néphro	rein.	microsie	petitesse.
hydro	eau, sérosité.	utéro	matrice.	sténosie	resserrement, coarc-
aero	air, gaz.	ovaro	ovaire.		tation.
oxi	oxigène.	péritono	péritoine.	ectasie *****	dilatation, extension.
chalibo	fer.	encéphalo	encéphale.	sclérosie	induration.
hémo	sang.	névraxo	axe nerveux.	malaxie	ramollissement.
udo	sueur.	myélo*	moelle.	traumie	blessure, plaie.
lipo	graisse.	méningo	méninge, mem-	diastasie	écartement.
choli	bile.		brane.	clasie	rupture, fracture.
uro	urine.	rhino	nez.	trésie	trou, perforation.
siala	salive.	angio	vaisseaux.	emphraxie	obstruction, embarras
bleu	mucosité.	adéno	glande.	hémie ou émie	congestion sanguine.
galacto, galo	lait.	ophthalmo et		hématosie	hématose.
scor	fèces.	omma**	œil.	ite	inflammation.
plastico, plasto	plastique, fibrineux	blépharo	paupière.	crinie	sécrétion.
pyo	pus.	oto	oreille.	rhagie	écoulement de sang.
toxico ou toxi	poison.	arthro	articulation.	rhée	écoulement de liquides
septico	septique.	osteo	os.		blancs.
litho	pierre, calcul.	myo	muscle.	aphrosie	écume.
helmintho	ver.	ethmo	tissu cellulaire.	kystie	kyste.
zoo	animal.	phlébo	veine.	elcosie	ulcère.
phyto	végétal.	phlébartéro.	artère pulmonaire	ostéie	os.
chromo	couleur.	angioleuco.	vaisseau lympha-	lithie	concrétion.
dexio	droit.		tique.	phymie	tubercules.
aricéro	gauche.	angiairo	conduit de l'air.	spéie	caverne (Bally).
méta	changement.	angibròmo	tube digestif.	syphiosie	syphilis.
endo	intérieur.	angicholo	vaisseaux biliaires	agrie	goutte.
péri	à l'entour.	cysticholo	vésicule biliaire.	hémathoïdie	hémathoïde, érectile.
cleitro	cloison.	angiosialo	conduit salivaire.	carcinie	cancer.
stoma	ouverture, bouche.	angiuro	voies urinaires.	mélanosie	mélanose.
bromo	aliment.	angiospermo.	voies spermatiques	scirrhosie	squirre.
iose	virus.	angiove	vaisseau de l'œuf.	encéphaloïdie	encéphaloïde.
éliose	miasme des marais	angiodycre.	appareil lacrymal.	nervie	action nerveuse.
miasmo	miasme.	organopso **	appareil de la vi-	pallie	vibration, oscillation.
rubio	rougeole.		sion.	algie	douleur.
scarlo	scarlatine.	orgacouso***.	appareil de l'au-	myosie	action musculaire,
léprio	lèpre.		dition.		myotilité.
boysiose	virus vaccin.	élythro	vagin.	dynamie	puissance.
cyno	chien.	embryo	embryon.	sthénie	force.
mytilo	moule.	diaphro	diaphragme.	loïmie	peste en général.
		dermo	derme.	nécrosie	mort partielle.
		chorio	chorion.		
		thélo	papille.		
		tricho	poil.		
		spilos	tache.		
		psycho	intelligence.		

* Voyez pour les noms des divers organes qui font partie du névraxe le n° 11521 du *Traité de médecine pratique.*

** Voyez pour les noms des diverses parties de l'appareil de la vision le n. 11401 du *Traité de médecine pratique.*

*** Voyez pour les noms des diverses parties de l'appareil auditif le n. 11476 du *Traité de médecine pratique.*

**** *pathie* ou par abréviation *ie* (souffrance, affection).

***** *asie*, par abréviation d'*ectasie* (dilatation).

Quand deux voyelles ou deux syllabes se touchent, et que, *sans altérer le sens*, on peut en supprimer une, il est bon de le faire. — Exemples : gastrentérite pour gastro-entérite ; sialadénie pour sialo-adénie ; hépathie pour hépatopathie ; péritonie pour péritonipathie ; anomorphie pour anomomorphie, etc. — On placera la lettre H devant isme, émie, ite, algie, etc., pour en faire les subjonctifs : action régulière, congestion, inflammation, douleur, etc. ; de la même façon ue l'on met une H devant émorrhagie pour en faire hémorragie.

(1) Edition de 1850.

Paris. — Typ. de Mme Ve Dondey-Dupré, r. St-Louis, 46, au Marais.

DOCTRINE DES ORGANOPATHIES COMPLEXES

OU SYNORGANOPATHISME.

L'idée de la maladie considérée comme *une unité* à laquelle on opposerait un traitement *unitaire*, une sorte de recette changeant à jour ou à septenaire fixe, ne peut être maintenue.

Il faut *au lit du malade* étudier les différents états pathologiques des organes, états dont il est impossible de former des groupes désignés sous le nom de maladie, parce que sur chacun des malades dits atteints de la *même maladie*, il y a impossibilité de trouver le même nombre d'états organopathiques avec le même ordre de succession, le même degré d'intensité, etc.

En vain dira-t-on qu'il y a une maladie principale, il est trop évident que, sur le même individu, la maladie principale d'aujourd'hui ne sera pas celle de demain.

On est donc forcé de laisser de côté ces *maladies* complexes qui n'ont rien de précis, comme le prouvent les tableaux des complications tracés par les auteurs à propos de chacune d'elles! Il faut aussi oublier les noms qui les représentent. Ces noms le plus souvent ne sont en rien synonymes de ceux qui sont consacrés par l'onomisme pathologique (1).

Les états pathologiques des organes doivent être isolément étudiés et simultanément considérés; ils ont chacun leur cause dont il faut tenir compte, leur diagnose que l'on doit établir, leur traitement but de la science du médecin. Il faut rechercher leur nombre, leur degré d'intensité, et en même temps leur filiation, leurs influences réciproques, afin de détruire ceux qui parfois sont le point de départ des autres, quand cela est possible; car souvent on est forcé d'attaquer les organopathies consécutives sans pouvoir atteindre l'état morbide primitif qui les cause.

Ces organopathies ou organies ont besoin d'être nommées par des mots qui les expriment telles qu'on les conçoit dans l'état actuel de la science. Voilà pourquoi il faut une nomenclature nouvelle qui n'est pas une pure fantaisie, un simple désir de soumettre à la forme grecque les dénominations des groupes complexes dits *maladies*, mais qui est la conséquence nécessaire de la doctrine des synorganies. Si les mots adoptés par M. Piorry paraissent être insuffisants ou mal choisis, on leur en substituera d'autres; mais il faut toujours les composer d'après les mêmes principes.

(1) La réflexion suivante a été faite par M. le docteur Calvo, médecin qui a suivi assidûment la clinique de M. Piorry : « Pour exprimer par un mot des idées qui se rapportent à des choses multiples, il faut bien qu'il entre dans la composition de ce mot des particules en rapport avec les éléments de ces choses. Il en est ainsi arrivé pour les termes usités en onomisme pathologique. »

(Extrait des leçons de M. Piorry, par M. Duclos (Henri), docteur en médecine, à Rouen, l'un de ses élèves.

www.ingramcontent.com/pod-product-compliance
Ingram Content Group UK Ltd.
Pitfield, Milton Keynes, MK11 3LW, UK
UKHW021235230726
13926UKWH00003B/1450

9 782013 464093